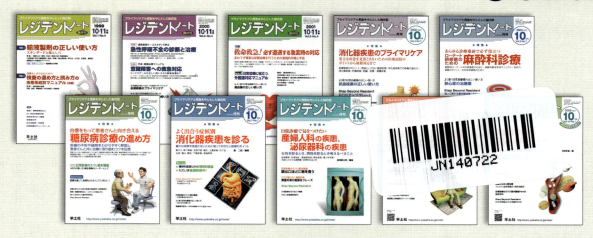

# おかげさまで20年

レジデントノートは2018年度で
『創刊20年目』となりました．
これからも読者の皆さまに寄りそい，
「読んでてよかった！」と思っていただける内容を
お届けできるよう努めてまいります．
どうぞご期待ください！

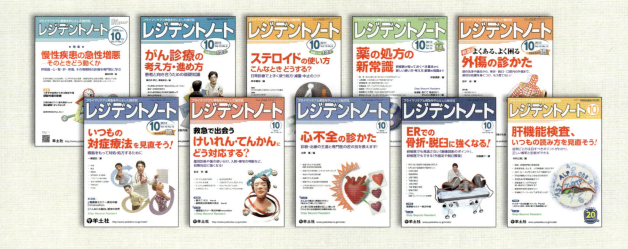

**皆さまの声をお聞かせください**

レジデントノートは臨床現場で日々奮闘されている読者の皆さまの声を何よりも大切にしています．小誌のご感想や取り上げてほしい内容などがありましたら，下記のメールアドレスへぜひお知らせください．お待ちしております．rnote@yodosha.co.jp

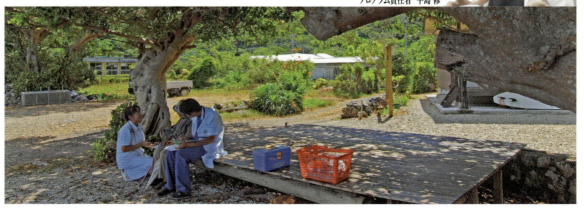

レジデントノート
2018
contents  Vol.20-No.10  **10**

特集

# 肝機能検査、いつもの読み方を見直そう！
症例ごとの注目すべきポイントがわかり、
正しい解釈と診断ができる

編集／木村公則（東京都立駒込病院 肝臓内科）

- 特集にあたって ………………………………………………………… 木村公則　1630

- 【総論】肝機能検査の基礎知識 ………………………………… 木村昌倫，木村公則　1633

- 肝疾患を疑ったとき，どの検査値に注目する？ ……………………… 渡邊綱正　1644

- AST・ALT・ALPの上昇からどう鑑別する？
  肝細胞障害？ それとも胆汁うっ滞？ ………………………… 下田慎治，裵　成寛　1653

- 肝炎の種類はどのようなものがあるの？
  ウイルス性だけではない！ ……………………………………………… 八橋　弘　1659

- 急性肝炎の肝機能検査のコツ
  危険な急性肝障害の見分け方 ……………………………… 井上和明，與芝真彰　1665

- 非飲酒者でγ-GTPのみが高い場合はどう診断する？
  NAFLD/NASHを見落としていませんか？ ……… 五家里栄，三浦光一，礒田憲夫　1673

- 薬物性肝障害の診断のコツ
  ほかの肝障害とどう鑑別すればいいの？ ……………………………… 田中　篤　1681

- 肝線維化マーカーはどう使えばいいの？ ……………………… 玉城信治，黒崎雅之　1689

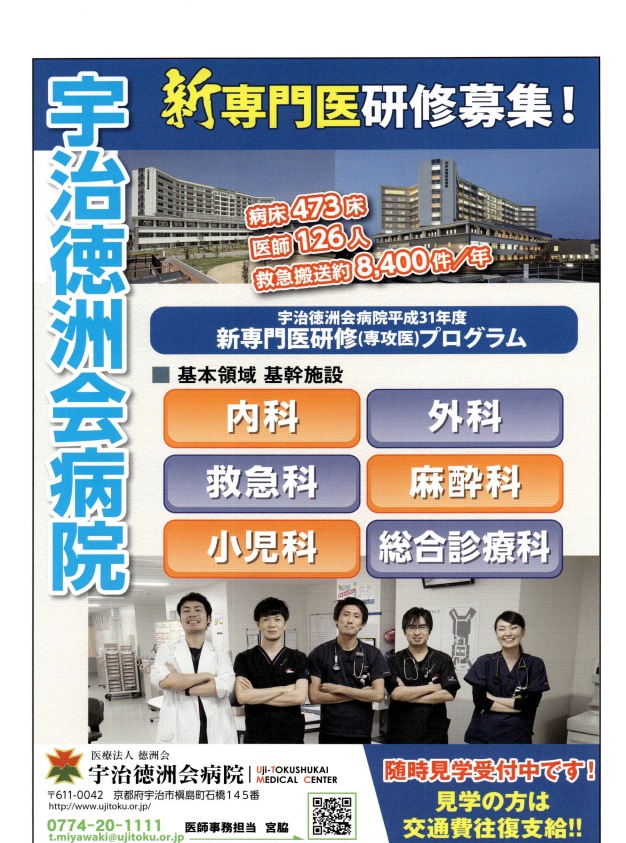

# レジデントノート

contents 2018 Vol.20-No.10 10

## 連載

- 実践！ 画像診断 Q&A —このサインを見落とすな
  - ▶ 痙攣で搬送された40歳代男性 ……………………………………… 井上明星 1615
  - ▶ 乾性咳嗽，全身倦怠感を主訴とした50歳代女性 ……… 芳賀高浩，山口哲生 1617

- 臨床検査専門医がコッソリ教える…**検査のTips！**
  - ▶ 第19回 がんゲノム医療への理解を深めよう！ …………………… 松井啓隆 1702

- みんなで解決！ 病棟のギモン
  - ▶ 第31回 二次性高血圧のスクリーニング ……………………… 篠塚圭祐 1704

- よく使う日常治療薬の正しい使い方
  - ▶ 小児のかぜに対する薬の正しい使い方 ……………………… 堀越裕歩 1713

- 循環器セミナー 実況中継 The Reality of Drug Prescription
  - ▶ 第9回 循環器関連薬剤⑨ 抗凝固薬：前編 "shared decision making" とは
     ……………………… 水野 篤，西原崇創，田中寿一，永井利幸，山根崇史，香坂 俊 1716

- 呼吸器疾患へのアプローチ 臨床力×画像診断力が身につく！
  - ▶ 第4回 すりガラス影の本態を理解しよう！ その多くは滲出の弱い実質病変
     ……………………… 藤田次郎 1723

- こんなにも面白い医学の世界 からだのトリビア教えます
  - ▶ 第49回 シルクロード病とは？ ……………………… 大塚勇輝，中尾篤典 1731

- 攻める面談，守る面談
  - ▶ 第5回 守りの面談 ② リスクを把握してトラブルを回避する ……… 岡村知直 1732

- **Step Beyond Resident**
  - ▶ 第179回 喘息治療 Tips Part2 〜喘息治療の基本って…？〜 ………… 林 寛之 1737

**新連載**
- ドクターSの診療ファイル Part2 SDHから探る，患者に隠れた健康問題とは？
  - ▶ 第1回 SDHから考える本当の禁煙支援とは ……………………… 柴田綾子，近藤尚己 1752

- エッセイ 対岸の火事，他山の石
  - ▶ 第205回 外国人患者さんに対する診察のコツ 〜原則編〜 ……… 中島 伸 1759

- 総合診療はおもしろい！ 〜若手医師・学生による活動レポート
  - ▶ 第61回 「日本のプライマリ・ケアの再出発」のために若手家庭医ができる
     ことは？ 〜第9回日本プライマリ・ケア連合学会学術大会で感じたこと〜
     ……………………… 近藤 諭 1763

**特別掲載**
- 若手医師がみた西日本豪雨災害，そして支援の現場 ……………… 西村義人 1764

※眼科エマージェンシーはお休みさせていただきます．

書評/1769　バックナンバー/1774　増刊号/1776　次号予告/1777　奥付/1778　広告インデックス/後付　表紙立体イラストレーション/野崎一人

# 地方独立行政法人 栃木県立がんセンター
## レジデント・シニアレジデント募集

診療科間の壁のない環境で高度の専門性を志向したがん診療の総合的研修

1. **がん医療の総合的な研修**
   がん専門病院として、診断、治療および緩和ケアまでを網羅し多くの症例を経験することができる施設です。
2. **診療科の枠を超えたチーム医療**
   治療方針は放射線科医・病理医・内視鏡医・IVR医・外科医・内科医が参加するカンファレンスで検討します。
3. **柔軟なカリキュラム設定**
   希望する研修内容に合わせて、ローテーションを柔軟に設定することができます。

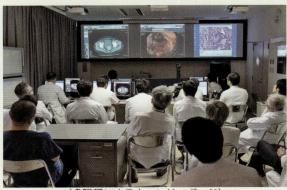
〈多職種によるキャンサーボード〉

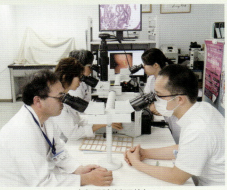
〈病理診断研修〉

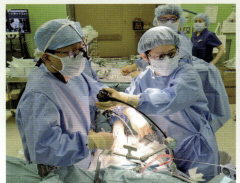
〈外科研修での執刀経験〉

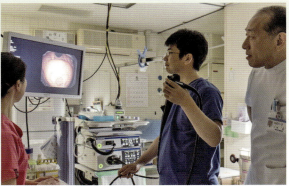
〈内視鏡研修〉

**申込締切日** 平成30年 **10月18日**（木）

**選考日** 平成30年 **11月8日**（木）

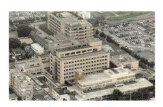
〈センター全景〉

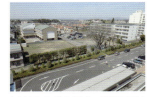
〈病棟から徒歩圏内の職員宿舎〉

施設見学は随時受け付けております。
見学を希望される方は電話（事務局総務課：028-658-5794）またはメールでお問い合わせください。
E-mail: resident-tcc@tochigi-cc.jp

**地方独立行政法人 栃木県立がんセンター**
〒320-0834 栃木県宇都宮市陽南4丁目9番13号
TEL.**028-658-5151**（代） FAX.028-658-5669
http://tochigi-cc.jp/

# Case1 [救急画像編]

## 実践！画像診断 Q&A-このサインを見落とすな

### 痙攣で搬送された40歳代男性

（出題・解説）井上明星

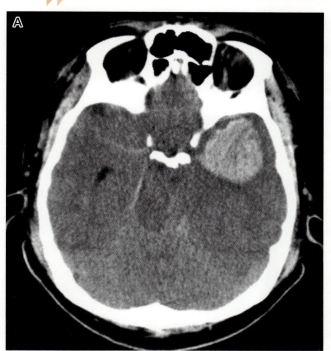

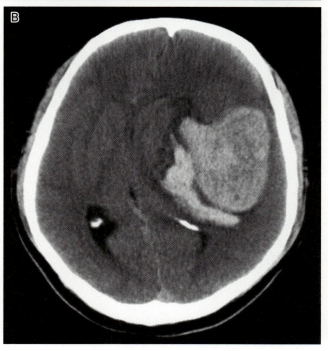

図1　頭部単純CT（軸位断）
AはBより尾側.

**症例**：40歳代男性.
屋内で荷物を運ぶ作業を行っていたところ痙攣を起こした. 10分後に救急隊が到着した際にも痙攣が持続していた.

**身体所見**：意識レベルはGCS E1V1M1. 瞳孔は左右とも5 mm. 対光反射なし. 血圧219/97 mmHg. いびき様呼吸あり.

**問題**
Q1：頭部単純CT（図1）による所見は？
Q2：次にすべき検査は何でしょうか？

web上にて本症例の全スライスが閲覧可能です.

Akitoshi Inoue（東近江総合医療センター 放射線科）

レジデントノート　Vol. 20　No. 10（10月号）2018

## ある1年目の研修医の診断

左大脳半球に正中偏位を伴う巨大な血腫を認めます．血圧上昇を認めますので，高血圧性脳出血が考えられます．開頭血腫除去術の適応がありそうです．

## 左中大脳動脈瘤破裂による脳出血

**解答**

A1：頭部単純CT（図1）にて左側頭葉底部の皮質から皮質下に血腫を認める（A▶）．血腫は左側脳室内に穿破し（B▶），正中偏位（B▶）も伴っている．

A2：頭部CTAを行う．図2では，中大脳動脈M1から突出する動脈瘤が血腫に接している（A, B▶）．なお，本症例では呼吸状態が不安定であるため，検査時間の長いMRIは適さない．

経過：頭部CTAが撮影され左中大脳動脈瘤破裂による脳出血と診断し，開頭血腫除去術に加えて，脳動脈瘤クリッピング術が施行された．外減圧を持続するも脳圧亢進のため，脳ヘルニアをきたし，第8病日に永眠された．

## 解説

脳出血は高血圧性脳出血と非高血圧性脳出血（二次性脳出血）に大別される．非高血圧性脳出血の原因として，脳動脈瘤，出血性梗塞，静脈洞血栓症，脳動静脈奇形，硬膜動静脈瘻，もやもや病，脳腫瘍，脳アミロイドアンギオパチー，外傷，凝固異常，血液疾患，薬物中毒などが知られている[1]．

高血圧性脳出血の好発部位と頻度は，被殻（40％），視床（30％），皮質下（10％），小脳（5〜10％），脳幹（5〜10％）である．45歳以上の高血圧の病歴を有する患者で，これらの好発部位に血腫を認めた場合には高血圧性脳出血を考える．逆に，高血圧を有さない患者，45歳未満の患者，あるいは高血圧性脳出血の好発部位以外の血腫を認めた際には非高血圧性脳出血を考慮すべきである．ただし，皮質下は高血圧性脳出血の好発部位であるが，非高血圧性脳出血でも皮質下出血が起こりうるため注意を要する[2]．

高血圧性脳出血では血圧コントロール，薬物や手術による頭蓋内圧の減圧が行われるが，非高血圧性脳出血ではこれに加えて，原疾患の治療を要することからさらに鑑別を進めることが重要である．その

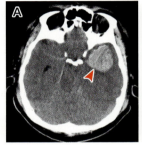 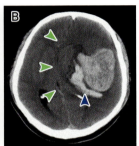

図1　頭部単純CT（軸位断）

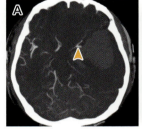 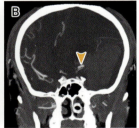

図2　頭部CTA
A）軸位断，B）冠状断．

ため，①高血圧の病歴がない患者，②若年者（45歳未満），③皮質下出血では非高血圧性脳出血の可能性を疑い，CTAやMRIなどの追加検査を検討する．また，単純CTの所見から非高血圧性脳出血を指摘できる場合がある．例えば，腫瘍による脳出血では血腫によるmass effectでは説明できないような腫脹を伴い，出血性梗塞では梗塞を反映した血管支配域に一致する低吸収域を背景に血腫が認められる．また，脳動脈瘤による脳出血では血管が走行するくも膜下腔に血腫が接する所見が認められる．このように単純CTから非高血圧性脳出血が疑われた場合にもCTAやMRIの追加を検討する．

### 引用文献

1)「ここまでわかる頭部救急のCT・MRI」（井田正博/著），pp71-97，メディカル・サイエンス・インターナショナル，2013
2)「Osborn's Brain：Imaging, Pathology, and Anatomy」（Osborn AG, et al, eds），pp81-104, Lippincott Williams & Wilkins, 2012

# Case2 [胸部編]

## 乾性咳嗽，全身倦怠感を主訴とした50歳代女性

（出題・解説）芳賀高浩，山口哲生

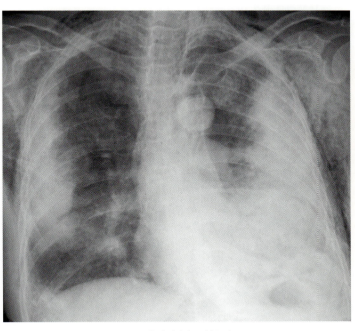

図1　来院時胸部X線写真

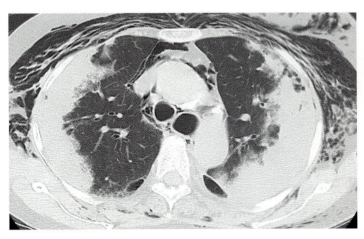

図2　来院時胸部CT写真（縦隔・筋肉・肺野を見る条件）

**病歴**

症　例：50歳代女性
既往歴：特記すべきことなし
喫煙歴：なし
飲酒歴：なし
家族歴：特記すべきことなし
現病歴：2カ月前から乾性咳嗽，全身倦怠感が出現した．近医を受診し，肺炎の診断で入院した．2カ月間抗菌薬，ステロイドを投与したが軽快せず，当院へ転院した．
身体所見：意識清明，体温35.6℃，脈拍71/分，血圧116/60 mmHg，呼吸数24/分．$SpO_2$ 98％（$O_2$ 4 L/分）．胸部聴診上，異常呼吸音・心雑音を聴取しなかった．前胸部，頸部に皮下気腫を認めた．
検査所見：WBC 13,900/μL（Neu 79.9％，Ly 15.3％，Mono 4.8％，Eo 0.0％），CRP 16.44 mg/dL，TP 6.4 g/dL，Alb 3.1 g/dL，GOT 19 IU/L，GPT 12 IU/L，LDH 290 IU/L，BUN 19.5 mg/dL，Cr 0.68 mg/dL，KL-6 672 U/mL，SP-D 177 ng/mL，CEA 31.5 ng/mL，CYFRA 4.9 ng/mL．
動脈血液ガス（$O_2$ 4 L/分）：pH 7.436，$PaO_2$ 73.5 Torr，$PaCO_2$ 38.7 Torr．

## 問題

**Q1**：胸部X線写真（図1），胸部CT写真（図2）の所見は何か？
**Q2**：診断はどのように行うか？
**Q3**：治療はどのように行うか？

Takahiro Haga[1], Tetsuo Yamaguchi[2]（1 関東労災病院 精神科，2 新宿海上ビル診療所）

## 浸潤性粘液産生性腺癌（IMA）の1例

**解答**

A1：胸部X線写真では両側の広範囲に末梢優位な浸潤影がみられる．皮下気腫も目立つ（図1）．胸部CT写真でも末梢優位に浸潤影がみられる．皮下気腫，縦隔気腫もみられる（図2▶）．
A2：気管支鏡検査を行う．可能であれば経気管支肺生検を施行し，遺伝子変異の検査も行う．
A3：化学療法．

**解説**

本症例は，市中肺炎にしては経過が2カ月と長期で発熱がなく，乾性咳嗽と全身倦怠感が主訴であった．他院での抗菌薬治療が無効であったことから，市中肺炎以外の病気を鑑別にあげる必要がある．

画像所見としては慢性の経過でびまん性浸潤影が進行した．慢性びまん性浸潤影の鑑別として結核，悪性リンパ腫，サルコイドーシス，リポイド肺炎，肺胞タンパク症，肺胞出血，浸潤性粘液産生性腺癌（invasive mucinous adenocarcinoma：IMA）などが考えられる[1]．

本症例では悪性腫瘍を第一に疑い，気管支鏡検査を施行した．経気管支肺生検で細胞質内に豊富な粘液を有する高円柱状の腫瘍細胞が確認され，IMAステージⅣ（T4N0M1a）と診断した．EGFR（epidermal growth factor receptor：上皮成長因子受容体）遺伝子変異，ALK（anaplastic lymphoma kinase：未分化リンパ腫キナーゼ）融合遺伝子はみられなかった．

IMAは，2004年のWHO分類（第3版）では，細気管支肺胞上皮癌（bronchiolo-alveolar cell carcinoma：BAC）に分類されており，肺炎型の画像所見を呈する肺癌として広く知られていた．しかし，BACのなかにきわめて予後のよいものと悪いものとが混在していたために，これを区別する必要があった[2]．そのため，2011年のWHO分類（第4版）では，BACという呼び名をやめて，これまでの予後のよい限局性のBACを"lepidic pattern"，本症例のように肺炎型で予後の悪いものをIMA（pneumonic pattern）と命名した．

本症例は近医での加療を希望したため近医に転院し，ペメトレキセドによる化学療法を2コース施行した．IMAは一般的に化学療法が効きづらいタイプの肺癌であるとされており，本症例も化学療法は著効せず，転院10カ月後に永眠された．

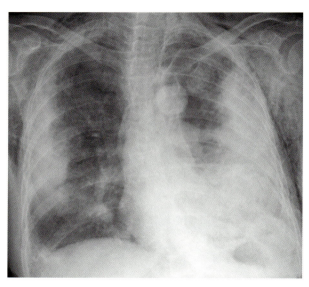

図1　来院時胸部X線写真

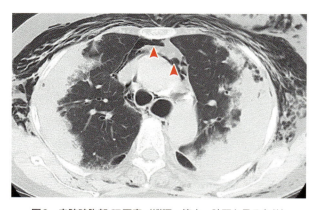

図2　来院時胸部CT写真（縦隔・筋肉・肺野を見る条件）

**文献**

1) Trigaux JP, et al：Bronchioloalveolar carcinoma：computed tomography findings. Eur Respir J, 9：11–16, 1996
2) Clayton F：Bronchioloalveolar carcinomas. Cell types, patterns of growth, and prognostic correlates. Cancer, 57：1555–1564, 1986

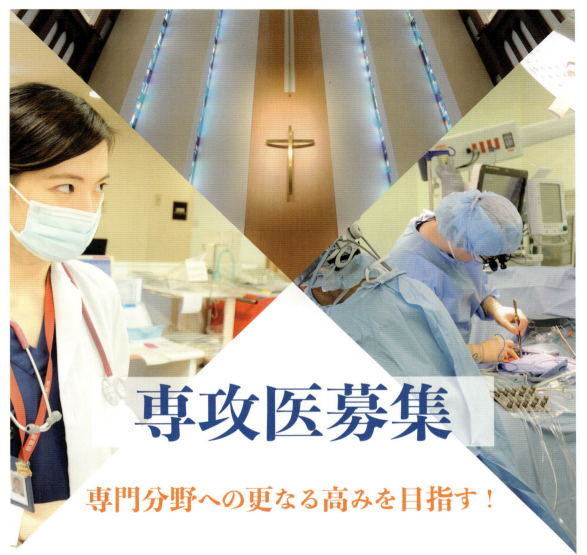

# 専攻医募集

専門分野への更なる高みを目指す！

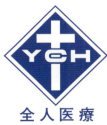

宗教法人　在日本南プレスビテリアンミッション
## 淀川キリスト教病院
Yodogawa Christian Hospital

全人医療

〒533-0024　大阪府大阪市東淀川区柴島1丁目7番50号
TEL 0120-364-489　　http://www.ych.or.jp

お問合せ先
TEL：06-6322-2382（人事直通）
MAIL：ikyoku@ych.or.jp

病院・人材募集

# 静岡県立 静岡がんセンター レジデント募集

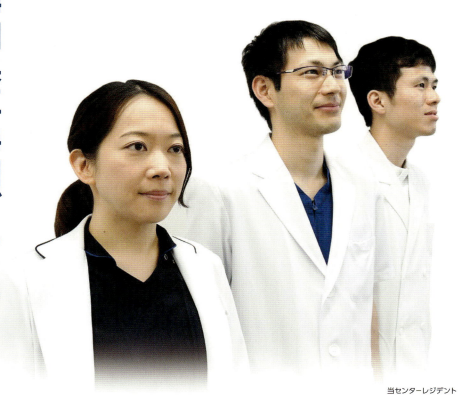

当センターレジデント

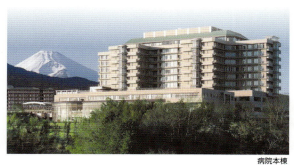

病院本棟　　緩和ケア別棟

手術ロボット da Vinci

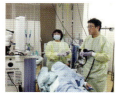

内視鏡室

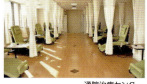

通院治療センター

**応募締切日**
平成30年 **9月20日（木）**（必着）

**選考日**
平成30年 **10月9日（火）**

**静岡がんセンター病院見学について**
- 対象者　当センター医師レジデントを希望される方
- 期　間　年末年始・土日・祝日を除く平日　1週間以内
- 交通費　当センターまでの交通費を支給します。
- 宿泊先　当センター負担にてご用意いたします。
- 持参物　白衣

**応募方法**
下記アドレスあて
① 氏名　② 所属
③ 見学希望日
④ 見学希望診療科
⑤ 宿泊希望有無
をご記載の上、見学希望日の2週間前までにご応募ください。

●お問い合わせ　**静岡県立 静岡がんセンター**［総務課　研究・研修班］
Tel.055-989-5222　E-mail:scchr34@scchr.jp　詳しくはホームページをご覧ください。　http://www.scchr.jp/

病院・人材募集

# anesth-kpum 2019年度 日本専門医機構認定
## 麻酔科領域総合専門研修プログラム

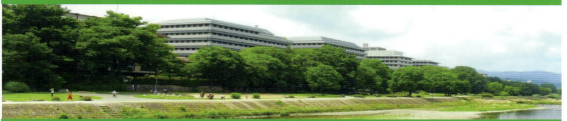

京都府立医科大学附属病院・京都第一赤十字病院・京都第二赤十字病院・京都岡本記念病院・洛和会音羽病院・福知山市民病院・滋賀済生会病院・朝日大学病院　連合研修プログラム

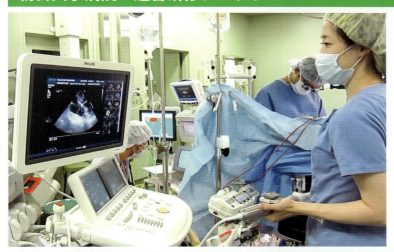

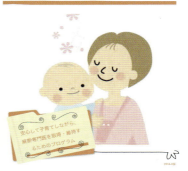

京都府立医科大学麻酔科学教室
子育て支援 麻酔科医師
特定専攻医・特定病院助教
採用プログラム

後期研修

厚労省麻酔標榜医　日本麻酔科学会麻酔認定医

### 日本専門医機構麻酔科専門医

専門医取得に必要な特殊麻酔
- 心臓麻酔
- 産科麻酔
- 脳外科麻酔
- 呼吸器外科麻酔
- 小児麻酔

サブスペシャリティ領域専門医

| 麻酔関連学会認定専門医 | 集中治療医学会専門医 | ペインクリニック緩和医療 専門医 |

連携プログラム群：
京都北部医療センター
（綾部市立、福知山市民）
大阪済生会吹田病院
（神戸中央、明石市立市民、淀川キリスト）
滋賀近江八幡市立総合
（草津総合、長浜赤十字）
宇治徳洲会病院、京都市立病院
信州大学病院

お問い合わせ先：京都府立医科大学麻酔科学教室
〒602-8566 京都市上京区河原町通広小路上ル梶井町 465 番地　Phone: 075-251-5633
教室代表電子メール：miya@koto.kpu-m.ac.jp

信頼されて20年

# レジデントノートは
## これからも研修医に寄りそいます！

### レジデントノートの年間定期購読

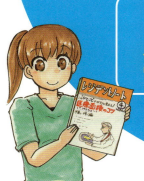

**定期購読者の声**

- 発行後すぐお手元に
- 送料無料※1
- 年間を通じて満遍なく勉強できる！
- 定期的な勉強のきっかけになった！
- 継続して広範囲の内容を学べる！

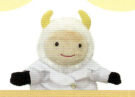

継続的に幅広い知識を身につけ、研修を充実させよう！！

## 4つのプランで随時受付中！

**冊子のみ**

- 通常号（月刊12冊） 本体 24,000円＋税
- 通常号（月刊12冊）＋ 増刊（6冊） 本体 52,200円＋税

**WEB版※2,3（通常号のみ）購読プラン**

- 通常号（月刊12冊）＋ WEB版 本体 27,600円＋税
- 通常号（月刊12冊）＋ 増刊（6冊）＋ WEB版 本体 55,800円＋税

※1 海外からのご購読は送料実費となります
※2 WEB版の閲覧期間は、冊子発行から2年間となります
※3「レジデントノート定期購読WEB版」は原則としてご契約いただいた羊土社会員の個人の方のみご利用いただけます

（雑誌価格は改定される場合があります）

発行 羊土社

## 大好評 定期購読者限定プラン！
## レジデントノート WEB版

レジデントノート通常号（月刊）がWEBブラウザでもご覧いただけます

- 購入号の全文検索ができる！
- 片手で簡単に使える操作系！
- ページ拡大ツールで細かい図もよくわかる！

### 新刊・近刊のご案内

**月刊**　"実践ですぐに使える"と大好評！

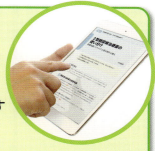

**11月号（Vol.20-No.12）**
はじめての栄養療法
〜根拠を持って実践する！　入院患者編（仮題）
編集／小坂鎮太郎, 若林秀隆

**12月号（Vol.20-No.13）**
救急で慌てない！　出血の診かた（仮題）
編集／安藤裕貴

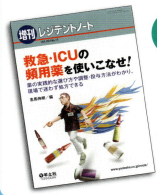

**増刊**　1つのテーマをより広く，より深く，もちろんわかりやすく！

**Vol.20-No.11（2018年10月発行）**
救急・ICUの頻用薬を使いこなせ！
薬の実践的な選び方や調整・投与方法がわかり、
現場で迷わず処方できる
→p.1700もご覧ください！
編集／志馬伸朗

**Vol.20-No.14（2018年12月発行）**
消化器診療の虎の巻（仮題）
編集／矢島知治

以下続刊…

随時受付！
右記からお申込み
いただけます

- お近くの書店で ▶ レジデントノート取扱書店（小社ホームページをご覧ください）
- ホームページから ▶ www.yodosha.co.jp/
- 小社へ直接お申込み ▶ TEL 03-5282-1211（営業）　FAX 03-5282-1212

# 豪華賞品が当たる!!
## 医師・医学生アンケート実施中

ただいまザイグルプラスやお米カタログ,弊社のお役立ち書籍など,豪華賞品が当たるアンケートを実施中.また回答者全員に,レジデントノート電子版バックナンバー・Gノート(特別電子版)・実験医学DIGITAL ARCHIVEのなかから1冊をプレゼントします!

**期間限定** 2018年9月28日まで

羊土社

## A賞(2種類・各1名様)

どちらか1つ選べます

### ザイグルプラス(JAPAN-ZAIGLE PLUS)
**＋オリジナルぬいぐるみ**

焼肉で出る煙を解消!
見て,焼いて,食べて,3回驚く!
もちろん,焼肉以外も
さまざまな直火調理に使えます!

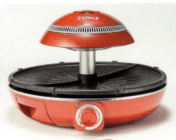

### 選べる日本の米カタログギフト あきほ
**＋オリジナルぬいぐるみ**

全国の米どころ自慢のお米や,
ご飯のお供も味わえます!
おいしい炊き方など,お米の魅力を
再発見できる読み物ページも充実!

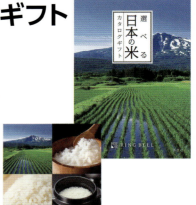

※画像はイメージです.

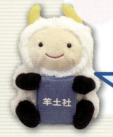

A賞には「羊土社オリジナルぬいぐるみ〔ひつじ社員(仮)〕」をセットでプレゼント!

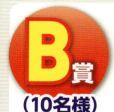

## 羊土社おすすめ書籍セット

羊土社の人気書籍を厳選し，2冊ずつセットにしてプレゼントします（全10セット：各1名様）

- 画像診断セット
- 薬の処方セット
- 救急セット
- など，全10セット

※1セットにつき1名様が当選となります
※各セットの詳細は羊土社ホームページ上にてご確認ください

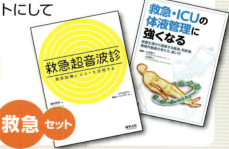

### 回答者全員プレゼント

回答者全員に対象書籍のなかからお好きな号の電子版（PDF）を1冊プレゼントします※1

**レジデントノート 電子版バックナンバー**
対象書籍：2014年4月号～2015年3月号

**実験医学 DIGITAL ARCHIVE**
対象書籍：2015年1月号～2016年12月号

**総合診療の Gノート（特別電子版）** ※2
対象書籍：2016年2月号～2016年12月号

どれか1冊

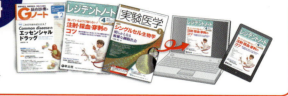

※1：羊土社HPで販売している電子版（PDF）形式でのご提供となります
※2：Gノートの電子版は羊土社HPで販売しておりません．本アンケート限定の特別提供となります

---

### 医師・医学生アンケート プレゼント応募要綱

**【応募期間】** 2018年8月1日～9月28日

**【賞　　品】** 羊土社会員であり，アンケートにご回答いただいた方のなかから抽選で，A賞，B賞のうちご希望のものをプレゼントいたします．また，ご回答いただいた方全員に，「レジデントノート電子版バックナンバー」「Gノート（特別電子版）」「実験医学 DIGITAL ARCHIVE」のうち1冊をプレゼントいたします

**【応募条件】** 下記を必ずご確認のうえ，ご応募ください
①アンケート回答・応募には「羊土社会員」にご登録いただく必要があります　②ご回答時点で，医師・医学生の方に限らせていただきます　③お一人様1回に限らせていただきます（※）　④アンケートの必須項目にすべてご回答いただいた方のみご応募いただけるようになります
※小社にて複数のご応募と判断した場合は当選対象から除外させていただくことがございます．予めご了承ください

**【当選発表】** A賞のみ羊土社メールマガジン「メディカルON-LINE」2018年10月の配信号にて発表予定．
その他は賞品の発送をもってかえさせていただきます

ご応募・詳細は羊土社ホームページから
www.yodosha.co.jp/yodobook/recommendm/

---

### 「羊土社会員」のご案内

羊土社会員にご登録いただきますと，下記のようなメリットがあります．ご登録は無料です
- 書籍のウェブ特典や会員限定のウェブコンテンツをご利用いただけます！
- 羊土社HPからの書籍の購入はもちろん，「レジデントノート」「実験医学」バックナンバーの電子版（PDF）のご購入も可能です！

ご登録・詳細はこちらから ➡ www.yodosha.co.jp/webcustomer.html

## Book Information

### 医師国家試験の取扱説明書

著／民谷健太郎
□ 予価(本体 2,800円+税) □ A5判 □ 約300頁 □ ISBN978-4-7581-1838-5

9月発行予定

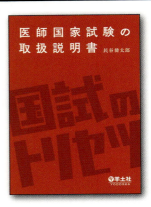

- 国試の「解き方」を解説した人気メルマガ, 通称「国試のトリセツ」が書籍化！
- ペーパー試験で鍛えた知識を研修に活かすマインドセットを伝授.

**国試対策に励む後輩におすすめください！**

---

### ABC of 臨床推論
診断エラーを回避する

編集／Nicola Cooper, John Frain 監訳／宮田靖志
□ 定価(本体 3,200円+税) □ B5判 □ 約120頁 □ ISBN978-4-7581-1848-4

9月下旬発行予定

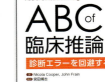

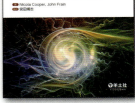

- 欧米で研究が進む診断エラーの知見を交えて, 臨床推論の基礎を解説
- 推論過程に関わる認知バイアス, ヒューマンファクターの解説も充実
- 初学者だけでなく, 診断的思考のアップデートをしたい方にもおすすめ

**診断エラーはなぜ起こる？どう防ぐ？診断の質向上に役立つ1冊**

---

### 闘魂外来—医学生・研修医の君が主役！
病歴・フィジカルから情報検索まで臨床実践力の鍛え方を伝授します

編集／徳田安春
□ 定価(本体 3,000円+税) □ B5判 □ 206頁 □ ISBN978-4-7581-1825-5

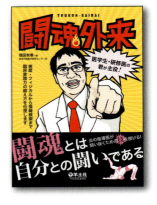

- 超人気！実践型実習の情熱あふれるレクチャーが書籍化.
- 診察の基本の「型」からプレゼンスキルまで診療の極意を熱く指南！
- 臨床で必ず活きるパール, ここでしか学べない知識が満載！

**「闘魂外来」の人気指導医が秘伝のワザを伝授！**

---

発行　羊土社 YODOSHA
〒101-0052　東京都千代田区神田小川町2-5-1　TEL 03(5282)1211　FAX 03(5282)1212
E-mail：eigyo@yodosha.co.jp
URL：www.yodosha.co.jp/

ご注文は最寄りの書店, または小社営業部まで

# Book Information

## 画像所見から絞り込む！
## 頭部画像診断 やさしくスッキリ教えます

**新刊**

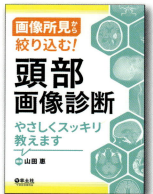

編集／山田　惠

- 定価（本体 4,600円＋税）
- B5判
- 295頁
- ISBN978-4-7581-1188-1

● "画像診断はできれば誰かに任せたい"と思っていませんか？ この1冊で苦手意識も克服！
● 救急・外来でまず押さえておくべきことを，所見ごとに簡潔にわかりやすくまとめました！
● 異常所見の原因は…？ 鑑別の次の一手は？ 見落としなく適切な判断につなげるための診断ステップがわかります！ いざというときも，すぐ調べられる！

## CT・MRI所見からどう鑑別を進めるか，診断までの道筋が見えてくる！

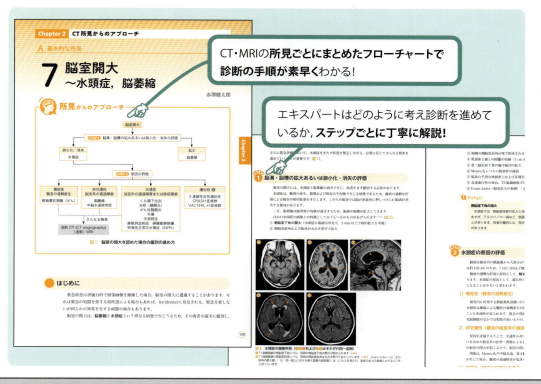

CT・MRIの所見ごとにまとめたフローチャートで診断の手順が素早くわかる！

エキスパートはどのように考え診断を進めているか，ステップごとに丁寧に解説！

---

**発行　羊土社 YODOSHA**
〒101-0052　東京都千代田区神田小川町2-5-1　TEL 03(5282)1211　FAX 03(5282)1212
E-mail：eigyo@yodosha.co.jp
URL：www.yodosha.co.jp/

ご注文は最寄りの書店，または小社営業部まで

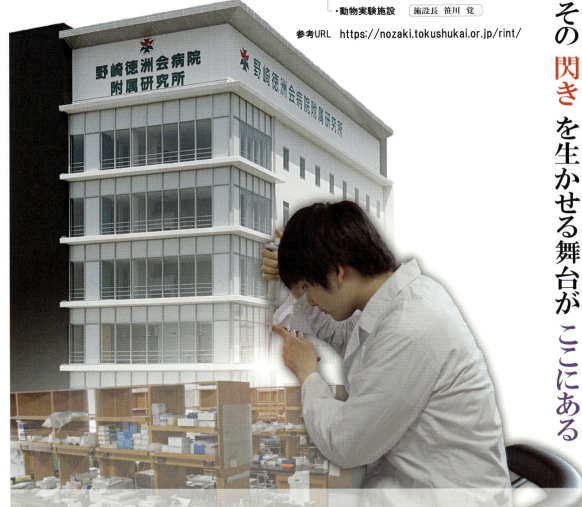

レジデントノート 特集
Vol.20-No.10

# 肝機能検査、
# いつもの読み方を見直そう！
症例ごとの注目すべきポイントがわかり、
正しい解釈と診断ができる

- 特集にあたって ······ 1630
- 【総論】肝機能検査の基礎知識 ······ 1633
- 肝疾患を疑ったとき，どの検査値に注目する？ ······ 1644
- AST・ALT・ALPの上昇からどう鑑別する？
  肝細胞障害？ それとも胆汁うっ滞？ ······ 1653
- 肝炎の種類はどのようなものがあるの？
  ウイルス性だけではない！ ······ 1659
- 急性肝炎の肝機能検査のコツ
  危険な急性肝障害の見分け方 ······ 1665
- 非飲酒者でγ-GTPのみが高い場合はどう診断する？
  NAFLD/NASHを見落としていませんか？ ······ 1673
- 薬物性肝障害の診断のコツ
  ほかの肝障害とどう鑑別すればいいの？ ······ 1681
- 肝線維化マーカーはどう使えばいいの？ ······ 1689

**特集　肝機能検査、いつもの読み方を見直そう！**

# 特集にあたって

木村公則

## 1　研修医の頃の苦い経験

　筆者が研修医1年目の頃のことですが，今だに思い出す症例があります．急性肝炎の触れ込みで近医から紹介された60歳代の女性の方．薬物性肝障害の診断で，AST，ALTの値がそれぞれ約8,000 U/L，約6,500 U/Lでした．はじめて経験するこんなに高い数値．ビクビクしながら連日肝機能検査を行い，その結果の解釈を勉強する毎日でした．入院3日目にASTが5,000 U/Lに低下し，ピークアウトしたのかと安心していたところ，指導医が形相を変えて来ました．"PT（prothrombin time：プロトロンビン時間）が今日，40％切っているじゃないか！知っていたのか．意識レベルは？"すかさず，慌てて患者さんのところに指導医と向かうと，昨日と違い様子がおかしい．呼びかけにも反応が鈍いし，flapping（羽ばたき振戦）も出ている．これがはじめて経験した劇症肝炎の症例でした．血漿交換を含めた内科的治療でなんとか回復しましたが，PT値の変動の速さに驚き，また検査の理解の大切さを思い知りました．

## 2　肝機能検査の大切さ

　今回，主に研修医を対象とした肝障害についての企画依頼を受けた際に，医師になりたての頃に購入した朝倉書店の『内科学』を再度紐解いたところ，当時の検査項目と様相がいくつか異なっていることに気づきました．入院患者さんに対して，当時は必ずZTT（硫酸亜鉛混濁試験），TTT（チモール混濁試験）などの肝機能検査を行っていましたが，現在ではほとんど検査することはありません．LAP（ロイシンアミノペプチターゼ）なども同様です．一方で肝臓領域において最近注目されているのが，日本から開発された新しい肝線維化マーカーであるM2BPGiでしょう．従来は肝生検による病理学的診断により線維化の程度を把握していましたが，全く新しい糖鎖マーカーの開発により血液検査で評価することが可能となりました．また血小板数が肝線維化の程度を示すという報告は簡便さもあ

り衝撃でした．今後はさらに遺伝子解析技術の進歩やスクリーニング検査費用の低下も相まって，遺伝子検査が疾患の診断や治療方針の決定に必須となることが予想されます．

　通常このように肝機能検査1つを例にとっても，変遷の経過をたどることが多いなかで，本特集でも取り上げられているAST，ALT，ALP，γ-GTPの4項目は肝機能検査のキモです．日常診察を行う際にこれらの検査項目はほぼ測定されていると思われ，検査結果の意味するところを理解しておくことは非常に重要であり，肝疾患から胆膵疾患までの幅広い病態の状態把握や治療適応の検討にも不可欠です．また他科の医師や研修医にとって，一番多く経験する肝障害例は脂肪肝などの生活習慣病や薬物性肝障害でしょう．本特集の企画の意図でもありぜひ学んでいただきたいことは，"肝障害がどのレベルになったら肝臓専門医に相談するか"を見極めることです．ひとりであれこれと悩むのではなく的確で素早い判断が必要です．基本的に肝障害は自覚症状に乏しいことが多く，自覚症状が認められる段階ではかなり病状が進行していることが多いためです．

　今回の特集では，肝臓病臨床の第一線で活躍されている経験豊富な先生方に執筆していただき，診断に苦労した経験を踏まえて各項目をわかりやすく解説していただきました．よく研修医の方から"肝臓は難しい，肝臓は苦手"という声を聞きますが，読者の皆さんにとって肝障害の診かたが少しでも身近なものになれば本望です．

### Profile

**木村公則**（Kiminori Kimura）

東京都立駒込病院 肝臓内科 部長
専門は肝臓病の臨床および研究，最近では肝硬変治療薬の開発に取り組んでいます．
医学部5年生のときに臨床講義でウイルス性肝炎の授業を聞いて大変感銘を受け，以来一貫して肝臓病の臨床と研究に取り組んでいます．肝臓学に興味のある方はぜひ一緒に仕事しましょう．

# Life is Beautiful.

病を治して明日を届け、その先につづく毎日を支えたい。
それが、私たちギリアド・サイエンシズの想いです。

肝疾患に代表されるような命を脅かす疾患。
これまでギリアドは、治療が難しいとされる病気に挑みつづけ、
革新的な治療薬を開発してきました。

ただ薬をつくるだけではなく、その先にある患者さんの毎日を想う。
私たちの使命は、患者さんのかけがえのない日常を
一日でも早く取り戻すことです。

普段はつい忘れてしまいがちな、当たり前の生活の尊さ。
そのささやかな、それでいて大きな価値を大切にしたい。
そばにいる大切なひとの健康とその毎日に、
しっかりと寄り添っていきたい。

明日へとつづく道を、どんなときも前を向き、進んでゆく。
私たちは、ギリアド・サイエンシズです。

## ありふれた、かけがえのない毎日へ。

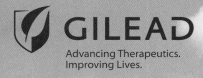

GILEAD
Advancing Therapeutics.
Improving Lives.

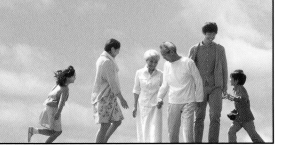

ギリアド・サイエンシズ株式会社
www.gilead.co.jp/

特集 肝機能検査、いつもの読み方を見直そう！

【総論】
# 肝機能検査の基礎知識

木村昌倫，木村公則

① 血液検査をオーダーする前に病歴と身体所見をしっかり把握する
② まずは急性肝障害か慢性肝障害かを判断する
③ 肝障害の原因は必ずしも肝臓にあるとは限らない
④ 肝障害があれば腹部エコー検査，CT検査などを早めに行う

## はじめに

　研修医の先生方において，さまざまな検査オーダーおよび結果の解釈は最も重要な業務の1つだと思います．多忙な診療業務のなかで，患者さんの病歴・身体所見からどの検査項目をオーダーするか，また検査結果を正しく解釈して次のステップにつなげていけるかは，診療を円滑に進めていくうえでとても大事ですし，研修医の皆さんの評価に直結していきます．

　総論では肝機能検査の流れを把握していただき，さらにこれまで漫然と検査していた肝機能に関する項目について理解を深めていただきたいと思います．この総論をしっかり理解したうえで各論に進んでいただければ，入院および外来患者さんの診療において，肝障害で焦ることはなくなるでしょう．それではできるレジデントをめざして頑張りましょう！

## 1 肝機能検査の進め方

　肝障害の原因を精査していくうえで強調しておきたいことは，血液検査は非常に重要ですが，あくまで診療ツールの1つにすぎず，病歴や身体所見を疎かにしないということです．研修医の先生によくみられるのは，血液検査で多数の検査項目をオーダーしているケー

**表1　肝障害で押さえるべき病歴聴取**

| | 聴取項目 | 考えるべき疾患 |
|---|---|---|
| 現病歴 | 糖尿病，メタボリックシンドローム，ステロイドの使用，体重変動 | NAFLD/NASH |
| | 炎症性腸疾患の有無 | 原発性硬化性胆管炎 |
| 既往歴 | ドラッグの使用（注射の回し打ち） | B型肝炎，C型肝炎 |
| | 刺青・ピアス歴 | B型肝炎，C型肝炎 |
| | 性交渉歴（特に男性間） | B型肝炎，C型肝炎 |
| | 輸血歴 | B型肝炎，C型肝炎 |
| | 胆石 | 胆管炎 |
| 家族歴 | 遺伝性疾患 | Wilson病，ヘモクロマトーシス |
| | 自己免疫性疾患（甲状腺異常など） | 自己免疫性肝炎，原発性胆汁性胆管炎 |
| 飲酒歴 | 飲酒量（普段，直近） | アルコール性肝障害 |
| 薬剤使用歴 | 新規薬剤・サプリメント・漢方薬 | 薬物性肝障害 |
| 食物摂取歴および海外渡航歴 | 魚介類の生食 | A型肝炎 |
| | 生肉（ブタ，イノシシ，シカ）摂取 | E型肝炎 |
| | 肝炎流行地への渡航歴 | A型肝炎，E型肝炎 |

文献1を参考に作成．

スです．いろいろ興味をもって検査してみること自体はよいことですが，費用の問題ももちろんあり，検査項目が多すぎると，処理しきれずにどうしても大事な情報を見逃していることが多いように感じます．ですから病歴や身体所見をしっかりとってください．そうすると調べるべき検査項目を絞れたり，血液検査以外に追加すべき検査のヒントが得られることが多々あります．とはいっても漠然としていてどういう点を押さえるべきなのか最初はわからないと思いますので，以下に病歴聴取・身体所見・血液検査・画像検査でのポイントをお示しします．

## 2 病歴聴取

まずは患者さんにこれまで肝障害を指摘されたことがあるか，また有症状の場合にはそれがいつからはじまったのかを確認しましょう．そして以下の項目も確認して今回の肝障害が急性なのか慢性なのかを予想し（表1），血液検査項目で何をオーダーするのか考えていきましょう．

### 1）現病歴

最近はウイルス性肝炎患者は減少傾向であり，逆に非アルコール性脂肪性肝疾患（non-alcoholic fatty liver disease：NAFLD）や非アルコール性脂肪肝炎（non-alcoholic steatohepatitis：NASH）の患者さんが増えていますから糖尿病，メタボリックシンドローム，

ステロイドの服用について必ず確認してください〔「**非飲酒者でγ-GTPのみが高い場合はどう診断する？**」（pp.1673～1680）を参照〕．またこれらの疾患を指摘されたことがない患者さんでも短期間で体重が大きく変動している場合があるので，体重変化もチェックしておきましょう．あとは炎症性腸疾患についても確認してください．原発性硬化性胆管炎では炎症性腸疾患を合併していることが多いです．

## 2）既往歴

- ドラッグの使用（注射の回し打ち）
- 刺青，ピアス
- 性交渉歴（特に男性間）
- 輸血歴

上記項目で該当するものがある場合にはB型肝炎ウイルスとC型肝炎ウイルスのチェックをしましょう．どちらも急性肝炎と慢性肝炎の原因になりえます．

あとは胆管炎のリスクになるので，胆石についても確認してください．

## 3）家族歴

B型肝炎，C型肝炎の確認をされる場合は多いと思いますが，さらに遺伝性疾患（Wilson病，ヘモクロマトーシス）と甲状腺異常などの自己免疫性疾患についても忘れずに確認しましょう．

## 4）飲酒歴

アルコールは急性肝炎と慢性肝炎のどちらの原因にもなりえます．普段のアルコール摂取と直近の飲酒量を確認しましょう．過剰な飲酒とは，1日平均純エタノール60 g以上（日本酒換算だと1日3合以上）の飲酒（常習飲酒家）をいいます．ただ女性やALDH2活性欠損者では，1日40 g程度の飲酒でもアルコール性肝障害を起こす可能性があります．

## 5）薬剤使用歴

新規で開始した薬剤，サプリメント，漢方薬がないかを確認しましょう．特に鉄剤は肝障害を誘導する場合があるので要注意です．また，薬物性肝障害の場合は少し時間が空いてから生じてくる場合がありますから，少なくとも数カ月以内に開始した薬剤は必ず確認しましょう．どんな薬剤でも薬物性肝障害は起こりえますから先生方の問診力が鍵となります！〔「薬物性肝障害の診断のコツ」（pp.1681～1687）を参照〕

## 6）食物摂取歴および海外渡航歴

ここではA型肝炎とE型肝炎の感染の可能性をチェックします．どちらも食物から経口感染し，急性肝炎の原因になります．

A型肝炎は生ガキなどの魚介類以外にも生水でも感染するので，流行している地域への

渡航歴も重要です．また，E型肝炎は最近人気のあるジビエ料理で出てくるシカやイノシシなどの肉や内臓を加熱不十分で摂取すると発症します．

A型肝炎とE型肝炎はともに潜伏期間は数週間であることを押さえておきましょう．

## 3 身体所見

身体所見では，視診と触診で肝障害の有無を判断していきます．

### 1）視診

#### ❶ 黄疸

眼球結膜や皮膚粘膜の黄染の有無を確認しましょう．黄染を認める場合には，一般的には血中の総ビリルビン値（後述）が3 mg/dL以上であると考えられます．ビリルビンや胆汁酸が血液中で増加してくると皮膚の末梢神経を刺激して掻痒感が生じてきます．

#### ❷ クモ状血管腫・手掌紅斑・腹壁静脈怒張

肝硬変の存在が疑われます．慢性的に肝障害があることが予想されます．

① **クモ状血管腫**
首や胸や上腕などにくもの巣状の毛細血管が浮き出て赤い発疹として見える状態をいいます．肝臓におけるエストロゲンの代謝障害が原因と考えられています．

② **手掌紅斑**
手掌が斑状に赤くなる症状で，こちらも血管拡張作用があるエストロゲンの代謝障害が原因と考えられています．

③ **腹壁静脈怒張（メデューサの頭）**
臍を中心として放射状に広がる怒張した皮下静脈をいいます．門脈圧が亢進すると肝円索が開いて臍のまわりに血液が溜まり，臍傍静脈から胸腹壁静脈と浅腹壁静脈へ流れることで起こります．

#### ❸ 羽ばたき振戦

腕を伸ばしてその姿勢を保持しようとすると，手指や手首の関節が鳥が羽ばたくように揺れる状態．肝性脳症が起こっている可能性を考えて血液検査でアンモニアを測定しましょう．ただし，肝性脳症以外に尿毒症，低血糖，低ナトリウム血症でも類似した症状を呈します．

### 2）触診

#### ❶ 肝腫大

急性肝炎では炎症性に全体が腫大しますが，肝硬変では右葉が萎縮し，左葉が代償性に肥大します．肝腫大は後述の右心不全徴候の1つでもあります．

#### ❷ 脾腫

心不全や血液疾患でも起こりますが，肝疾患においては，肝硬変などで門脈圧が亢進することで生じてきます．脾腫があると血球破壊が起こり，血球減少が生じてきます．

**表2 漏水性腹水と滲出性腹水の性状の違い**

|  | 漏出性腹水 | 滲出性腹水 |
|---|---|---|
| 外観 | 透明，黄褐色 | 混濁，血性・乳び性・膿性 |
| 比重 | ＜1.015 | ＞1.018 |
| タンパク濃度 | ＜2.5 g/dL | ＞4.0 g/dL |
| 血清・腹水アルブミン濃度差 | ＞1.1 g/dL | ＜1.1 g/dL |
| 腹水LDH/血清LDH比 | ＜0.6 | ＞0.6 |
| 細胞成分 | 少ない | 多い |
| フィブリン析出 | 少ない | 多い |

### ❸ 腹水

生理的に少量存在しますが，大量に存在する場合には，門脈圧の亢進，血漿タンパク減少による膠質浸透圧の低下，あるいは悪性腫瘍の腹膜播種を考えます．可能であれば腹水を採取して，腹水の性状が漏出性なのか滲出性なのかを調べ，腹水貯留の原因を明らかにしましょう．漏水性であれば癌性腹膜炎・悪性リンパ腫・結核性腹膜炎・悪性中皮腫，滲出性であれば肝硬変・うっ血性心不全・ネフローゼ症候群が疑われます．漏出性か滲出性かの判断は**表2**を参考にしてください．

そして，腹水について忘れてはいけないのは特発性細菌性腹膜炎（spontaneous bacterial peritonitis：SBP）です．症状としては発熱と腹痛を伴うことが多く，画像検査でも明らかな感染巣がはっきりしません．SBPの診断は腹水中の好中球数の測定と穿刺液の細菌培養で行われ，多核白血球数が250/μL以上かつ細菌培養陽性であれば診断は確定します．ただし，診断が確定するには日数を要するため，その間に病状が悪化して致命的になることもあり，臨床上SBPが疑わしい場合には早期から積極的に抗菌薬を投与することが大切です．

### ❹ 右心不全徴候（頸静脈怒張，浮腫，肝腫大）

肝障害の原因がうっ血肝の可能性があります．胸部X線写真や心エコー検査でも評価してみましょう．

## 4 血液検査

肝機能に関する項目は非常に多岐にわたりますが，今回はどの診療科でも測定する可能性が高い項目を中心に取り上げています．

それでは肝機能検査項目を肝機能の役割によって以下のように分類して理解していきましょう．

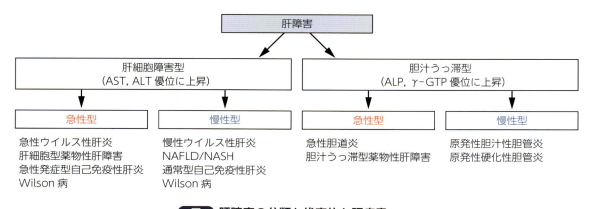

**図** 肝障害の分類と代表的な肝疾患
文献1を参考に作成.

> 1）肝細胞障害を反映する項目：AST，ALT，LDH
> 2）タンパク合成能を反映する項目：PT，アルブミン，ChE
> 3）胆汁うっ滞を反映する項目：ALP，γ-GTP，ビリルビン
> 4）代謝を反映する項目：アンモニア
> 5）肝線維化を反映する項目：血小板

　肝障害は図のように分類されます．肝障害をみたときはまず急性なのか慢性なのかを把握します．**肝障害が出現してから6カ月以内の場合は急性肝障害，6カ月以上持続して肝障害を認める場合には慢性肝障害と判断します．**その次に肝障害が肝細胞障害型，胆汁うっ滞型，混合型のどれに該当するのかを考えるようにしましょう．この流れを押さえたうえで肝機能検査項目を個別にみていくことにしましょう．

## 1）肝細胞障害を反映する項目

### ❶ AST（アスパラギン酸アミノトランスフェラーゼ）：基準値 11～33 U/L

　GOT（グルタミン酸オキサロ酢酸トランスアミナーゼ）と同義ですが，最近はAST表記が使われる場合が多いです．

　ASTは肝細胞内に存在していますが，ほかにも筋細胞内や赤血球内にも存在しています．ですから，注意すべきことは，**AST上昇をみたら肝疾患ばかりを考えるのではなく，心筋梗塞や溶血性疾患を鑑別にあげるように心掛けることです．**

### ❷ ALT（アラニンアミノトランスフェラーゼ）：基準値 6～43 U/L

　GPT（グルタミン酸ピルビン酸トランスアミナーゼ）と同義ですが，最近はALT表記が使われる場合が多いです．

　ALTは主に肝細胞内に存在する酵素であり，肝細胞障害に対する特異性はASTよりも高いです．ASTと同様に，肝細胞壊死・破壊の程度を反映しますが，厳密には細胞膜通過性や細胞内含有量によって，値は左右されます．

**表3　LDHアイソザイム分画から推定される障害部位と疾患**

| LDHアイソザイム | 障害部位 | 考えるべき疾患 |
| --- | --- | --- |
| LDH1, LDH2 優位 | 赤血球, 心筋 | 溶血性貧血, 心筋梗塞 |
| LDH2, LDH3 優位 | 白血球, 肺 | 白血病, 悪性リンパ腫 |
| LDH3, LDH4, LDH5 優位 | 腫瘍 | 転移癌 |
| LDH5 優位 | 肝臓, 骨格筋 | 肝癌, うっ血肝, 急性肝炎 |

文献2を参考に作成.

　ここで覚えておきたいことは，肝細胞中ではASTの方がALTよりも多く存在するため，通常はAST＞ALTでASTとALTがともに正常範囲内になるということです．なので，仮にASTとALTが正常であっても，AST＜ALTの場合には慢性肝炎や脂肪肝の可能性を考えましょう．

　もう1つ覚えておきたいことは，**血中の半減期はASTが約5〜20時間なのに対して，ALTは約40〜50時間であり，ALTの血中半減期がASTの血中半減期よりも長い**ということです．これを知っていれば，例えば急性肝炎の患者さんが来院した際に，AST優位であればまだ急性期であると判断できますし，ALT優位であれば急性期を過ぎていると判断することができます〔「AST・ALT・ALPの上昇からどう鑑別する？」（pp.1653〜1658）も参照〕．

　あと豆知識として知っておくとよいことは，ASTとALTはともにスポーツをするとCKとともに上昇するほか，透析患者では一般にASTとALTが健常者と比較して低値になるということです．

### ❸ LDH（乳酸脱水素酵素）：基準値 120〜245 U/L

　体内のすべての細胞内に存在する酵素で，細胞障害により血中に逸脱するので，組織障害の程度を表します．LDHには5種類のアイソザイムがあり，一般的に肝疾患ではLDH5が上昇します（**表3**）．

## 2）タンパク合成能を反映する項目

### ❶ PT（プロトロンビン時間）：基準値 80〜120％

　PTは肝臓で産生される凝固因子のうちフィブリノゲン（第Ⅰ因子），プロトロンビン（第Ⅱ因子），第Ⅴ因子，第Ⅶ因子，第Ⅹ因子といった外因系の凝固因子の活性を総合的に評価する検査です．

　肝疾患でPTの延長は肝臓における凝固因子の産生の低下を意味します．PTは肝硬変や劇症肝炎などの肝予備能の指標に用いられ，Child-Pugh分類（**表4**）の項目でもあります．また，劇症肝炎の診断基準（40％以下）にも用いられています．注意すべきなのは，PTはビタミンKの影響を受けるため，ワルファリンの服用中であったり，低栄養状態でビタミンKが欠乏している場合にはPT活性が低下するということです．

**表4** Child-Pugh分類

|  | 1点 | 2点 | 3点 |
|---|---|---|---|
| 肝性脳症 | なし | 軽度 | 時に昏睡 |
| 腹水 | なし | 少量 | 中等量 |
| 血清総ビリルビン値（mg/dL） | ＜2.0 | 2.0〜3.0 | 3.0＜ |
| 血清アルブミン（g/dL） | 3.5＜ | 2.8〜3.5 | ＜2.8 |
| プロトロンビン時間（%） | 70＜ | 40〜70 | ＜40 |

❷ アルブミン：基準値 3.8〜5.2 g/dL

　アルブミンは肝臓で合成されるタンパクであり，肝臓のタンパク合成能を反映します．半減期が約2週間と長いため，急性肝障害の評価項目としては不適ですが，Child-Pugh分類の項目の1つになっているように，肝硬変のような慢性肝疾患の評価項目としては有用です．低アルブミン血症をみた場合には，その原因が ① アルブミン産生の低下（慢性肝疾患の存在を疑う），② 体外への漏出（腎疾患や腸管病変を疑う），③ 栄養不良（食事摂取の確認，消化管吸収障害を疑う），④ 代謝亢進（甲状腺機能亢進症を疑う）のどれなのかを考えるようにしましょう．

❸ ChE（コリンエステラーゼ）：基準値 100〜240 U/L

　肝細胞で産生されるタンパクで，タンパク合成および栄養状態の指標になります．ChEの上昇が体重と連動している場合は，肝疾患においては脂肪肝の指標にもなります．

　肝疾患以外では，糖尿病，ネフローゼ症候群，甲状腺機能亢進症でChEが上昇します．ChEが低下する場合は慢性肝疾患（慢性肝炎，肝硬変，劇症肝炎）と低栄養状態を考えてみてください．

## 3) 胆汁うっ滞を反映する項目

❶ ALP（アルカリホスファターゼ）：基準値 80〜260 U/L

　ALPは肝胆道系酵素の1つで，肝臓や胆管に分布していますが，ほかにも骨，小腸，胎盤にも分布しています．

　ALPのアイソザイムは6種類あり，ALP高値の場合にはアイソザイムの測定を行い，どのアイソザイムが高値なのかを知ることで鑑別を進めることができます（表5）．ALP上昇を認める場合，総胆管結石や膵臓，胆道系腫瘍が原因の胆道系閉塞起点によるものと，薬物性肝障害，原発性胆汁性胆管炎，原発性硬化性胆管炎など肝内胆汁うっ滞によるものがあります．またALPは小児では骨成長のため成人の2〜3倍高値となり，妊婦では妊娠30週目頃より高値を示し，約2倍程度になります．

### 表5 ALP高値から推測可能な疾患

| ALPアイソザイム | 高値を示す主な疾患 |
| --- | --- |
| ALP1（高分子） | 肝内胆汁うっ滞，閉塞性黄疸，肝浸潤・占拠性病変 |
| ALP2（肝性） | ほぼすべての肝胆疾患 |
| ALP3（骨性） | 骨転移，甲状腺機能亢進症，副甲状腺機能亢進症 |
| ALP4（胎盤性） | 妊娠後期，生殖器系腫瘍 |
| ALP5（小腸性） | 血液型B型・O型（分泌型）の人の食後<br>肝硬変，慢性腎不全，糖尿病 |
| ALP6（免疫グロブリン結合性） | 潰瘍性大腸炎の活動期，関節リウマチ |

ABO式血液型を決定する物質（ABH物質）は，赤血球以外にも唾液や精液などの分泌液中にも含まれるが，その量は遺伝的に決定されている．分泌量の多い分泌型と分泌の少ない非分泌型に分けられる．日本人では分泌型が多い．
文献2を参考に作成．

### 表6 2つのビリルビンの値から考えるべき疾患

| | 考えるべき疾患 |
| --- | --- |
| 間接ビリルビン優位 | 溶血性貧血，体質性黄疸 |
| 直接ビリルビン優位 | 肝細胞障害，肝内胆汁うっ滞，胆道閉塞 |

### ❷ γ-GTP（γ-グルタミルトランスペプチダーゼ）：基準値 成人男性 10～50 U/L，成人女性 9～32 U/L

　肝臓のγ-GTPは肝細胞毛細胆管膜から胆管上皮に分布しています．γ-GTPはアルコールや薬剤（向精神薬，睡眠薬，抗てんかん薬，抗痙攣薬）により上昇します．アルコール性肝障害の患者さんでは，アルコール摂取量とγ-GTPの経時的な変化が相関していることも多く，外来でフォローする際の有用なマーカーになります．γ-GTPはほかにも閉塞性黄疸や肝内胆汁うっ滞でも上昇しますが，この場合はALPなどほかの肝胆道系酵素も一緒に上昇します．

### ❸ ビリルビン：基準値 0.2～1 mg/dL

　ビリルビンは，通常では総ビリルビンが測定されますが，この総ビリルビンは直接ビリルビンと間接ビリルビンからなります．ですので，総ビリルビン値が1.0 mg/dL以上である場合には，直接ビリルビン値も測定して，直接ビリルビン優位なのか間接ビリルビン優位なのかを調べる癖をつけましょう（表6）．
　ビリルビンはヘムタンパクが処理されることで生成され，非抱合型ビリルビンとして肝臓に運ばれ，ウリジン二リン酸グルクロノシルトランスフェラーゼ（UDPGT）により水溶性の抱合型ビリルビンに変換されます．このことを押さえていれば，間接ビリルビンが高値になるのは，体内でビリルビンが大量に生成されているような場合か，抱合障害により間接ビリルビンが直接ビリルビンに変換できないような場合であると理解できるでしょう．前者は溶血性貧血，後者は体質性黄疸をまず疑います．

次に直接ビリルビンについてですが，肝細胞障害，肝内胆汁うっ滞そして胆道閉塞で高値になります．ほかの肝細胞逸脱酵素（AST，ALT）や胆道系酵素（γ-GTP，ALP）とともに評価し，さらに腹部エコー検査で胆管結石や悪性腫瘍の有無を評価しましょう．

### 4) 代謝を反映する項目
● アンモニア：基準値 40〜80 μg/dL

アンモニアは腸内細菌のアミノ酸オキシダーゼによる食事由来の窒素化合物の酸化や，腸管壁から腸管内に拡散した尿素のウレアーゼによる分解の結果として生成され，門脈血中に吸収されます．したがって重症な肝障害および門脈シャントがある場合に血中のアンモニア濃度が上昇することが多いです．ただし，必ずしも高アンモニア血症があると肝性脳症になるわけではなく，重症度と比例するわけではないので注意しましょう．また，血中アンモニア値は食事や運動の影響を受けるので，血中アンモニア濃度を測定する際には空腹・安静時に採血する必要があります．さらに，検体を常温にしばらく置いていると赤血球からアンモニアが遊離して高値になるので，採血後はすみやかに検体スピッツを提出するようにしてください．

### 5) 肝線維化を反映する項目
● 血小板：基準値 $15〜35 \times 10^4 /μL$

慢性肝炎から肝硬変に進行すると徐々に血小板数が減少し，最近では血小板数は肝臓の線維化の程度を推定する指標としても用いられます〔「肝線維化マーカーはどう使えばいいの？」（pp.1689〜1694）も参照〕．

血小板数が低下する原因としては2つのことを押さえておきましょう．1つ目は，脾機能亢進により血小板の破壊が亢進するということです．2つ目は，肝臓で合成されるトロンボポエチンは，骨髄巨核球を増殖させ，血小板を増加させる役割を担っており，肝障害が進行するとトロンボポエチン活性が減少するということです．

## 5 画像検査

画像診断では，まず肝障害の原因が肝内病変にあるのか，肝外病変にあるのかを鑑別します．肝臓については，肝臓の大きさや形態，肝臓内部と表面と辺縁の性状，脈管の性状，腫瘤性病変の有無を確認します．あとは胆管や胆嚢の異常所見や脾腫・門脈側副血行路，腹水の有無を確認しましょう．

## 1）腹部エコー検査

　非侵襲的な検査でかつベッドサイドでも行うことができる簡便な検査です．ただし，施行者の技術による精度が問題となります．また，ガスがあると観察が難しく，横隔膜直下などの所見を見落としやすいという弱点があります．とはいえ研修医の先生が施行できる検査ですから，積極的に施行するようにしましょう．特に肝障害の患者さんの場合には必須の検査であり，まずは腹部エコー検査をスクリーニングで施行し，ほかの画像検査を行うかを判断するのが基本的な検査の流れになります．

## 2）腹部CT検査

　ガスの影響を受けることなく全部位を撮影することができます．肝腫瘤性病変，脂肪や鉄の沈着の診断に優れています．腹腔臓器を撮像する際には基本的に造影剤を使用します．肝臓においては，造影剤を使用することにより，肝腫瘤と脈管異常の診断精度が上がります．被曝量が多いことと，腎不全や気管支喘息の患者さんでは原則造影剤を使えないことがデメリットとなります．

## 3）腹部MRI検査

　CTと同様，ガスの影響を受けることなく全部位を撮影することができます．肝腫瘤の性状評価に優れています．肝臓においては，肝特異性造影剤であるGd-EOB-DTPAを用いたEOB-MRIで撮像することにより，肝腫瘤を早期に発見することができます．また，MRCPにより胆道系を描出することが可能で，胆道系異常の診断に有用です．ただし費用が高く，ペースメーカーなど一部施行できない症例が存在することがデメリットです．

### ■ 引用文献

1）「専門医のための消化器病学 第2版」（小俣政男，千葉 勉/監，下瀬川 徹，他/編），医学書院，2013
2）「臨床検査データブック 2017-2018」（高久史麿/監，黒川 清，他/編），医学書院，2017
3）「改訂4版 必ず役立つ！肝炎診療バイブル」（三田英治，平松直樹/編著），メディカ出版，2018
4）「今日の臨床検査2017-2018」（櫻林郁之介/監，矢冨 裕，他/編），南江堂，2017

### Profile

**木村昌倫**（Masamichi Kimura）
東京都立駒込病院 肝臓内科
日常診療と並行して肝線維化を中心とした研究に取り組んでいます．毎日忙しいですが，楽しく充実した毎日を過ごしています．興味のある研修医の先生はぜひ見学に来てください．

**木村公則**（Kiminori Kimura）
東京都立駒込病院 肝臓内科 部長
詳細はp.1631参照．

**特集** 肝機能検査、いつもの読み方を見直そう！

# 肝疾患を疑ったとき，どの検査値に注目する？

渡邊綱正

① 肝疾患（肝細胞障害）と胆道疾患（胆汁うっ滞）は異なる検査で診断する
② 医療面接を組み合わせると肝疾患の鑑別診断はかなり絞られる
③ 肝疾患以外（溶血性貧血，甲状腺疾患，うっ血肝など）による肝機能検査異常も想定する
④ 肝細胞障害と肝機能不全は異なる検査項目で評価する

## はじめに

　肝臓に関連する血液検査項目は多数ありますが，その意味合いを理解しながら実際のデータを評価し，必要な検査を追加していくことが診療現場では重要です．血液検査以外で必要な肝臓の検査は，腹部超音波検査（エコー検査）や造影剤を用いたCT・MRI検査，さらに肝機能を評価する色素負荷試験であるICG（インドシアニングリーン）試験や$^{99m}$Tc-GSA（アシアロシンチ®）を用いた肝受容体シンチグラフィなど，いくつかあります．しかし，これらの画像診断を行う前に血液検査結果のみで肝臓を取り巻く生体内で何が起こっているのかを想定し，診断確定のための最短アプローチを行うことができれば"デキるレジデント"と言われること間違いなしです．

### 症例1

　60歳の男性．高血圧，糖尿病に対して1年前から投薬が開始された．外食後に悪心と上腹部痛を主訴に来院．意識は清明．体温38.6℃．脈拍92回/分，整．血圧124/70 mmHg．呼吸数20回/分．眼球結膜に黄染を認める．白血球9,800 /μL，CRP 2.5 mg/dL．総ビリルビン5.8 mg/dL，直接ビリルビン4.2 mg/dL，AST 112 U/L，ALT 128 U/L，ALP 1,018 U/L（基準80〜280），γ-GTP 1,140 U/L（基準10〜50）．

さて，この症例を見て，皆さんはどんな疾患を鑑別にあげますか？　黄疸があるからといって，いきなり"肝炎だ！"とか"薬を飲んでいるから薬物性肝障害だ！"なんて思いませんよね．そう，肝機能検査に異常値があるからといって，一概に"肝臓"の病気を考えるのは時期尚早ですよね．本稿では，皆さんが学生のときに肝細胞逸脱酵素や胆道系酵素として教わってきた検査値が何を意味するのか，もうすこし具体的なイメージをもって考えてみましょう．

## 1 肝胆道系酵素上昇

おそらく学生のときには，生化学検査項目でAST・ALTやALP・γ-GTPをみた際，"肝胆道系酵素の異常がある"なんて解釈をしていませんでしたか．いわゆる「肝胆道系酵素」は，肝細胞逸脱酵素と胆道系酵素の2つの要素から構成されています．通常ではどちらかのみ異常値となることは少なく，いずれも上昇していることが多いですが，異常値の程度によってどちらが優位な異常かを判断することをお勧めします．"肝細胞障害型"と"胆汁うっ滞型"に分けられる「薬物性肝障害」の場合，最も多い肝障害パターンは"混合型"ですが，ほかの要因の場合には肝細胞をターゲットとした障害なのか，あるいは胆管にダメージを与える要因なのかを血液検査の数値によって大まかに鑑別することができます．では，鑑別するうえで理解しておかなければいけない基本的な考え方を提示しますので，そのコツを解き明かしてみましょう．

### 1）肝細胞逸脱酵素

肝細胞障害が生じると，肝細胞の膜透過性が亢進し（肝細胞が壊死・破壊する場合と，一過性の透過性変化の場合がある）逸脱酵素が血中に漏れ出し，血液検査で基準値を上回る値を示してきます．AST（GOT），ALT（GPT），LDHが有名ですね．それぞれ臓器特異性や半減期などの問題，さらには肝臓組織として捉えた場合に，**組織学的単位でいう肝小葉のどこに局在する肝細胞が障害されたかによって，血中に逸脱する酵素が異なるとされます**．肝小葉（acinus：細葉）は門脈血流によって，門脈周辺域（zone 1），小葉中間帯（zone 2），小葉中心域（zone 3）に分けられ，zone 1～2では酸素や栄養の豊富な血流が流れ，zone 3では酸素分圧の低い血液が流れます．したがって，血流障害などが原因の低酸素による障害を受けやすいのは中心静脈周囲に位置するzone 3であり[1]，術後肝不全など循環不全に伴う肝障害の場合はAST＞ALTを呈することが知られています（ASTはzone 3に多く，ALTはzone 1に多いといわれます）．また，zone 1の肝細胞は，ミトコンドリアを多く含み，糖新生，脂肪酸のβ酸化，アミノ酸・コレステロール合成に関与することなどから，非アルコール性肝炎（non-alcoholic steatohepatitis：NASH）ではALT＞ASTが多いといわれています．一方で，肝炎ウイルスに対する免疫反応は門脈域がメインで生じるため，慢性肝炎のときは比較的ALTの値を指標にすることが多いです．肝小葉全体では，ASTがALTの2～3倍存在するため，健常人ではAST＞ALTであり，また肝障害が

発生した直後の極期ではAST＞ALTとなりますが，ALTの半減期がASTより長いために回復期ではAST＜ALTとなることも覚えておきましょう（ASTの半減期が約5〜20時間，ALTの半減期が約40〜50時間）．

### 2）胆道系酵素

ALPやγ-GTPが有名ですね．ALPは，胆道系（胆囊・胆管）の上皮細胞（毛細胆管）の細胞膜に多く含まれるエネルギー代謝にかかわる酵素の1つです．したがって，この上皮細胞が炎症や胆汁の流出低下などで破壊されると，血液中にたくさん出てきて高値になるため，肝臓や胆道の変化（結石や腫瘍）を調べる検査の1つとして利用されています．総胆管結石や腫瘍による閉塞性黄疸が生じると，胆管上皮細胞の破壊によりALPは基準値の数倍に上昇します．また，抗菌薬などの薬剤を飲んで起こる薬物性肝障害でも，黄疸とともに数倍に上昇します．これは，胆汁の流れが滞ることにより胆管内圧が上昇することで，ALPの合成が亢進するためです．すなわち逆流と合成亢進のためにALPが異常な高値となるのです．また，ALPは骨の病気や成長期（10歳代）でも高値になることが知られており，アイソザイムを調べることによって，その上昇が骨によるものか肝臓，胆道によるものかなどが区別できます．そのほか意外に知られていないこととして，血液型B型とO型のヒトは，健常人でもALPが高値であることや，小腸ALP増量による家族性高ALP血症も存在することは盲点なので，知っているとためになりますよ．

γ-GTPは肝細胞や毛細胆管の細胞膜に結合して存在する膜酵素で，腎臓の近位尿細管，膵臓，肝臓等に多く存在しますが，**血中濃度の増減に影響するのはほとんどが肝胆道由来のものといわれています**．AST, ALT等とは異なり，細胞からの逸脱酵素として血中に漏れ出るだけではなく，胆汁のうっ滞（胆汁酸の界面活性作用により，膜結合性γ-GTPが可溶化し血中に遊出する）や，毛細胆管上皮細胞におけるγ-GTPの誘導（生合成）亢進（これを酵素誘導という）など，いくつかのメカニズムで血清中のγ-GTPが上昇します．したがって，肝臓内の毛細胆管レベルの障害で上昇しますし，そのほかにも**ALPは正常値にもかかわらずγ-GTPが上昇している場合は**，胆管上皮細胞の障害による逸脱ではなく，**酵素誘導**により血清中の値が高くなっていると判断します（アルコールや薬剤などが原因となることが多いです）．

>  **ここがピットフォール**
> 
> ALP正常にもかかわらずγ-GTP高値の場合は，酵素誘導を考える！

### 3）その他：総胆汁酸（TBA）

胆汁酸は肝臓でコレステロールから生合成されるステロイド誘導体です．コラン酸骨格をもつ化合物の総称で，胆汁中の主要成分です．大部分の胆汁酸は，腸管より再吸収され門脈を通り肝臓に達するきわめて閉鎖的な腸肝循環を行っています．正常では末梢血中には微量しか漏出されないため，血中濃度の上昇は肝臓内の胆汁酸代謝の障害（肝内胆汁うっ

滞や肝外胆管閉塞）による腸管への胆汁排泄障害を意味します．胆汁中への分泌障害，肝臓に戻る門脈循環経路の障害，肝細胞への取り込み障害がある場合は，胆汁酸が全身循環系に流入するため，血中の総胆汁酸（total bile acid：TBA）は高値を示します．

　胆道系酵素であるALPやγ-GTPとは異なり酵素誘導は受けないため，理論上は胆汁うっ滞の有無を正確に判断でき，スクリーニングとしての特異度は高いといわれています．注意点としては，下部消化管からの再吸収が障害された際は低値を示すため，評価が難しい場合があります．また，高コレステロール血症治療薬である胆汁酸吸着レジンのコレスチミド（コレバイン®）の内服により腸管からの再吸収が低下し低値を示します．このほか，ウルソデオキシコール酸（ウルソ®）の利胆作用により内服後に胆汁酸が増加し検査値に影響するため，ウルソデオキシコール酸内服時は内服後2時間以上経過してから採血する必要があります．なお，TBAは食事摂取により上昇するため，空腹時採血の必要があります．

　ここがポイント

> ALP，γ-GTPが高値の場合，TBAを測定することで胆汁うっ滞の有無を確認！　ただしTBAは空腹時採血で！

## 4）症例1ではどこに注目すべきか？

　ここでもう一度，**症例1**をみてください．腹痛と発熱をきたし，炎症反応の上昇を伴う黄疸出現症例です．AST，ALTの上昇に比してALP，γ-GTPの上昇が目立ちますね．そうです，胆道系酵素上昇がメインで，肝細胞逸脱酵素の上昇は二次的な変化です．さらに通常は肝障害を呈するときに腹痛は認めません（痛みが認められるのは，急性肝炎時の肝腫大による肝被膜伸展からくる自発痛，ないし右季肋下で肝触知による軽度の圧痛くらいです）．さらに，高熱は通常のウイルス性肝炎では認めませんね．ウイルス感染症で39℃近くの発熱が出るのはインフルエンザウイルスないしウイルス性髄膜炎くらいですね（ただし，劇症肝炎のような臓器不全に至る炎症性疾患では39℃近い発熱を呈することがあります）．したがってこのケースの特徴は，① 細菌性感染症を併発している可能性がある，② 痛みを伴っている，③ 胆道系酵素上昇がメイン，であり，すなわち総胆管結石などによる閉塞性黄疸を伴った胆管炎を強く疑うと予測できます．もちろん，腹部エコー検査で拡張した総胆管ないし肝内胆管を確認する必要がありますが，おおよその疾患部位が予測できます．

　黄疸を呈する疾患の鑑別（**図**）としては，胆管拡張の有無により閉塞性黄疸と肝細胞性黄疸を鑑別します．閉塞性黄疸の場合にはエコー検査やCT検査などによって，閉塞起点を同定することが重要です．また，尿所見も参考になり，閉塞性黄疸の場合には尿中ビリルビン（＋），尿ウロビリノゲン（－）を呈するのに対し，肝細胞性黄疸の場合には，尿中ビリルビン（＋），尿ウロビリノゲン（＋）を呈することが多いとされます．

　一方，肝細胞性黄疸をきたす疾患は，大きく4つの要因に分けて鑑別を進めるとよいでしょう．

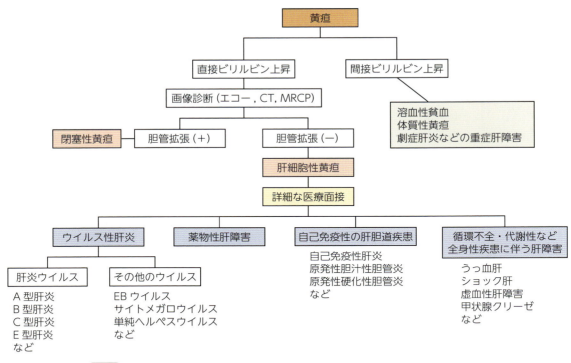

**図　黄疸の診断フローチャート**
MRCP：magnetic resonance cholangiopancreatography（磁気共鳴胆道膵管造影）
EB：Epstein-Barr

① 肝細胞に直接感染する肝炎ウイルスないし，リンパ球などに感染し二次的に肝障害を起こすその他のウイルス
② 薬物性肝障害
　（主に約90日以内に開始した薬剤が原因となるが，薬剤によっては6カ月～2年以上服用を続けた後に肝障害が出ることもある）
③ 自己免疫性の要因が関与する肝胆道疾患
　〔自己免疫性肝炎（autoimmune hepatitis：AIH），原発性胆汁性胆管炎（primary biliary cholangitis：PBC），原発性硬化性胆管炎（primary sclerosing cholangitis：PSC）など〕
④ 全身性疾患に伴う肝障害
　（ショックなどの循環障害や術後肝不全，甲状腺疾患など）

　これらを考え，詳細な医療面接によって鑑別に必要な情報を入手してください．必要な情報は，輸血歴，飲酒歴，薬剤服用歴，海外渡航歴，肝疾患の家族歴，性行動などで，年齢と性別を加味すると，かなりの疾患鑑別が可能となります．そして当日に結果が出る緊急血液検査項目から，"肝臓"という組織のどの部分が障害を受けているかを考えてください．そこで，肝細胞障害がメインであるのか，あるいは胆管障害（胆汁うっ滞）が病態の本質なのか，ある程度予測できるとよいでしょう．最終的には，鑑別にあがる各疾患に特

[特集] 肝疾患を疑ったとき，どの検査値に注目する？

**表** 肝細胞障害の要因診断に必要な血液検査項目

| 肝細胞障害の要因 | 診断に必要な血液検査項目（代表的なもの） |
| --- | --- |
| A型肝炎ウイルス：HAV | IgM型HA抗体 |
| B型肝炎ウイルス：HBV | HBs抗原，IgM型HBc抗体，HBV-DNA |
| C型肝炎ウイルス：HCV | HCV抗体，HCV-RNA |
| E型肝炎ウイルス：HEV | IgA型HEV抗体，HEV-RNA |
| EBウイルス：EBV | IgM型VCA抗体 |
| サイトメガロウイルス：CMV | IgM型CMV抗体，IgG型CMV抗体のペア血清 |
| 単純ヘルペスウイルス：HSV | IgM型HSV抗体 |
| 薬物性肝障害 | IgE，好酸球数，薬剤によるリンパ球刺激試験（DLST） |
| 自己免疫性肝炎：AIH | 抗核抗体，IgG |
| 原発性胆汁性胆管炎：PBC | 抗ミトコンドリア抗体，抗ミトコンドリアM2抗体，IgM |
| 原発性硬化性胆管炎：PSC | （特異的な血液検査はない，陰性所見と画像診断で） |
| 甲状腺疾患 | TSH，FT3，FT4 |
| 循環不全 | BNP |

CMV：cytomegalovirus
HSV：herpes simplex virus
DLST：drug lymphocyte stimulation test
TSH：thyroid-stimulating hormone（甲状腺刺激ホルモン）
BNP：brain natriuretic peptide（脳性ナトリウム利尿ペプチド）

異的な検査項目を追加検査して診断を確定させましょう（**表**）．

## 2 ビリルビン上昇時は肝疾患以外も考える

さて，次に**症例2**をみてください．

> **症例2**
> 66歳の女性．2週間前から息切れと動悸があり来院した．眼瞼結膜は貧血様で，眼球結膜には黄染を認める．赤血球170万 /μL，Hb 5.5 g/dL，白血球7,200 /μL，血小板26万 /μL，総ビリルビン3.2 mg/dL，直接ビリルビン0.8 mg/dL，AST 58 U/L，ALT 42 U/L，LDH 684 U/L（基準120〜245），ALP 240 U/L（基準80〜280），γ-GTP 38 U/L（基準9〜32）．

貧血と黄疸を主訴とする症例です．ASTのみ軽度上昇，ALTと胆道系酵素はほぼ正常ですね．ただし，LDHが2倍以上上昇しています．皆さんおわかりですよね，そう「溶血性貧血」の症例です．重要なポイントは，黄疸の要因であるビリルビンの分画です．

学生時代の生化学の授業で，ビリルビン代謝を習ったと思います．肝細胞特異的な機能の1つであるグルクロン酸抱合です．老廃した赤血球から脾臓で間接ビリルビンが産生され，アルブミンと結合して肝臓に運ばれ，肝細胞内でグルクロン酸抱合されることによっ

て脂溶性から水溶性に代謝された直接ビリルビンが胆汁として十二指腸に排泄され，腸内細菌の作用によりウロビリノーゲン，ステルコビリンとなって体外に排泄，ないし一部は腸肝循環によって再吸収される，アレです．**間接ビリルビンが優位に上昇する黄疸の場合には，大きく3つの状態を想定してください．① 溶血性貧血，② 体質性黄疸，③ 劇症肝炎などの重篤な肝不全状態**（肝細胞の機能として比較的最後まで保たれるビリルビン抱合能まで低下するほど重篤な肝障害状態）です．

　肝胆道疾患で黄疸が出現するときには，必ず肝細胞障害ないし胆汁うっ滞が存在する（指摘できる）はずです．したがって，**ビリルビンのみ上昇するなど，その他の肝胆道系酵素の異常が顕著ではない場合には，肝臓以外の要因を考えましょうね**．また余談ですが，極度のAST，LDH上昇とPT（prothrombin time：プロトロンビン時間）低下などをみたときに，たちどころに「劇症肝炎」などと思わずに，心筋梗塞や心タンパナーデといった急性心不全などの除外も頭に浮かべてくださいね．

## 3　急性肝障害？　それとも慢性肝疾患の急性増悪？

　次は，症例3をみてください．

> **症例3**
>
> 　53歳の男性．数カ月前から倦怠感があったが放置していた．2日前から微熱を認め来院．体温 37.8℃．脈拍 86回/分，整．血圧 144/72 mmHg．眼球結膜に黄染を認め，下腿浮腫も認める．白血球 4,300 /μL，CRP 1.2 mg/dL．総タンパク 6.9 g/dL，アルブミン 3.3 g/dL，総ビリルビン 11.6 mg/dL，直接ビリルビン 8.4 mg/dL，AST 745 U/L，ALT 1,178 U/L，ALP 740 U/L（基準80～280），γ-GTP 240 U/L（基準10～50）．

　かなりの黄疸を呈した症例ですが，このケースの問題は，一体いつから肝障害が起こっているかです．一般に，肝臓は"沈黙の臓器"といわれ，症状が出現したときにはある程度の肝障害が生じているはずです．実際に，健診で肝機能検査異常を指摘されるヒトの大半は，無症状のことが多いです．したがって，**病院を受診する数日前から病気が発症しているとは限らず，症状が出ない程度の肝障害がかなり以前（数カ月～数年前）より継続している可能性も想定されます**．

　症例3では，黄疸とともに下腿浮腫が出現しており，50歳代の男性としてはアルブミンがやや低値であることからも，長期にわたる肝障害が示唆されます．一般に，移植医療が成立することからもわかるように，肝細胞の自己再生能は非常に高いことが知られています．しかしながら，損傷がくり返されたり長期間持続すると（慢性肝炎の場合など），肝細胞による自己修復がうまくいかず，瘢痕組織が生じ，いわゆる"線維化"が起こります．肝細胞と置き換わった瘢痕組織は，肝細胞と異なり機能を果たしませんから，肝臓の線維化が進展した肝硬変では，生理的な肝機能が維持できず，機能不全の症状として低アルブミン血症による腹水・浮腫や，異化低下による黄疸などの症状が出現します．

　したがって，現在起こっている肝障害のみでなく，これまでにどれだけの肝細胞が障害

を受けたか，"現在"と"過去"を分けて判断する必要がありますよね．実際に，慢性肝障害のときに原因検索と合わせて組織障害の程度を判断する目的で行われる肝生検は，"現在"の肝障害である壊死・炎症の程度をA因子（A0〜A3）で，"過去"の肝障害により生じている線維化の程度をF因子（F0〜F4）として判断するわけです（新犬山分類，聞いたことありますよね）．患者さんに説明するときには，"火事"に例えて，燃え盛る炎の勢い（これが壊死・炎症の程度）と，焦げ跡の状況（こちらは線維化の程度）の評価が重要です，などと説明するとわかりやすいかもしれませんね．

話を戻しますが，**症例3**はB型慢性肝炎の急性増悪ケースでした．そのほかにもアルコール常用飲酒者が，大量飲酒を契機に発症するアルコール性肝炎なども重篤な肝不全を呈することが知られています．

慢性肝障害による線維化の有無を血液検査で評価するために，"肝線維化マーカー"とよばれる検査項目があります．ヒアルロン酸，IV型コラーゲン7S，プロコラーゲンIIIペプチド（PIIIP），Mac-2結合タンパク糖鎖修飾異性体（M2BPGi）などがそうです〔詳細は別稿の「肝線維化マーカーはどう使えばいいの？」（pp.1689〜1694）を参照〕．

 ここがポイント

> 肝障害を評価するときは，急性の発症なのか慢性からの急性増悪なのかを鑑別することが重要！

## 4 肝障害の程度を評価する検査と残存する肝機能を評価する検査

最後に，**症例4**をみてください．

**症例4**

62歳の男性．全身倦怠感を主訴に来院．アルコール多飲酒者．赤血球426万/μL，白血球3,200/μL，血小板7.1万/μL，アルブミン2.4 g/dL，総ビリルビン2.8 mg/dL，直接ビリルビン0.9 mg/dL，AST 38 U/L，ALT 20 U/L，ALP 280 U/L（基準80〜280），γ-GTP 280 U/L（基準10〜50），コリンエステラーゼ 65 U/L（基準100〜240）．

低アルブミン血症が著明なアルコール性肝硬変の症例です．このケースでは，肝細胞障害の程度は軽く，一見すると肝障害は大したことないように見えます．しかし，肝臓の機能であるタンパク合成能は低く，アルブミンやコリンエステラーゼが低値を示しています．

肝機能検査では，肝細胞障害の検査と同様に，残存する肝予備能（ホメオスタシスのために必要な肝臓本来の機能であるタンパク合成能や異化による解毒作用）も検査する必要があります．代表的な肝細胞の合成能を反映する血液検査としては，アルブミン，凝固因子であるPT，コリンエステラーゼ，コレステロールなどが指標となります．コレステロールはネフローゼ症候群による低アルブミン血症の鑑別に有用なことがありますので，覚え

ておくとよいでしょう．

## おわりに

　世界規模の感染症として問題であったC型肝炎ウイルスが医学研究の進歩によりほぼ制圧されるようになった昨今の肝臓学では，新たな課題として肝臓の生理機能や病理学的見解をふまえた病態理解が要求されるようになってきています．具体的には，新規薬剤である分子標的薬や免疫チェックポイント阻害薬，さらに抗がん剤による肝障害などがあげられ，どれも今後さらに臨床現場で目にすることが多くなると予測されます．肝細胞障害のみを考えればよい時代は終焉し，今後は肝臓内の胆管上皮細胞，類洞内皮細胞，クッパー細胞などの障害を別途に考察しなければならなくなってきました．そのためには，基本となる肝細胞障害と胆汁うっ滞をきちんと理解し，さらに再生能の非常に高い肝臓内に起こる線維性置換と脱落後肝細胞再生をイメージすることも重要です．目に見えない肝臓内の病態について，パズルのような破片を組み合わせて全体像を想像し，さらに時間軸を付加して，ヒトの体の中の最も大きな実質臓器について思いを巡らせてみてください．楽しいと思いますよ！

### 引用文献

1) Weisberg IS & Jacobson IM：Cardiovascular diseases and the liver. Clin Liver Dis, 15：1-20, 2011

### 参考文献・もっと学びたい人のために

1)「Sherlock's Diseases of the Liver & Biliary System, 13th ed」(J. S. Dooley, et al, eds), WILEY-BLACKWELL, 2018
　↑肝臓病学の成書です．調べものには最高です．
2)「異常値の出るメカニズム 第7版」(河合 忠/監，山田俊幸，本田孝行/編)，医学書院，2018
　↑生理学から検査値を理解するのに適した本です．
3)「パーフェクトガイド 検査値事典 第2版」(中原一彦/監)，総合医学社，2014
　↑検査値の意味を調べるのには大変便利です．臨床現場で重宝すると思いますよ．

### Profile

渡邊綱正（Tsunamasa Watanabe）
聖マリアンナ医科大学 消化器・肝臓内科
肝臓にまつわる種々の病態解析やウイルス学・免疫学に興味をもち日々の診療を行っています．最近では，医学の進歩に伴うさまざまな臓器障害や疾患病態が登場し，より一層肝臓の機能的役割の理解が重要視されると感じます．目に見えない肝臓内の病態がいかに想像できるかをモットーとしています．

特集　肝機能検査、いつもの読み方を見直そう！

# AST・ALT・ALPの上昇からどう鑑別する？
## 肝細胞障害？　それとも胆汁うっ滞？

下田慎治，襄　成寛

① AST・ALTの上昇は肝細胞障害型，ALPの上昇は胆汁うっ滞型である
② 両方の上昇を示す混合型を呈する症例もよくある
③ 採血で肝障害が明らかになれば，原因を考えたうえで，エコー検査をはじめとする画像検査などが必要ないか考える必要がある

## はじめに

　本稿では，AST・ALTやALPをはじめとする肝機能を表す数値について，もう一度簡単なおさらいをしておきましょう．これらの数値が異常値を示した場合はどの程度の緊急性をもって，次に何を検査するとよいのでしょうか？　AST/ALT比って，急性肝障害を疑うのだったか，それとも慢性を疑うのだったか？　などについては，どちらが肝臓に多く含まれているかということと，半減期のことを理屈として知っていると迷わなくてよいものです．簡単に読み進めていけるようにシンプルな記載に偏ったところもありますが，どうぞお許しください….

## 1　AST・ALT・ALPとは？

　生体に必要なアミノ酸の合成や分解をきわめて迅速に行う必要があるため，肝臓にはアミノ酸の基本骨格をそのままにして，アミノ基だけをほかのアミノ基に交換するためのASTやALTといったトランスアミナーゼが豊富に存在しています．
　ASTはアスパラギン酸とα-ケトグルタル酸をオキサロ酢酸とグルタミン酸に相互変換する酵素，ALTはピルビン酸とグルタミン酸をアラニンとα-ケトグルタル酸に相互変換

する酵素で，どちらも肝細胞に多く含まれています．ALPもタンパク質を加水分解する酵素ですが，ALPは胆道系の上皮細胞の細胞膜上に多く含まれています．

## 2 どういった場合に上昇するのか？

　肝細胞の膜の透過性が亢進した場合や，細胞死を起こした場合には，肝細胞に豊富に含まれるASTやALTを代表とする酵素（タンパク質）が血中に放出されます．ここで大切なことは，AST・ALTの放出は肝細胞が死ぬときのみではないということです．したがって，単に膜の透過性亢進によるAST・ALTの上昇の場合，肝臓予備能の指標〔アルブミン，PT（prothrombin time：プロトロンビン時間），黄疸など〕に影響を与えないことは覚えておく必要があります．ただし，そうは言っても膜の透過性亢進だけで長期にわたってAST・ALTが上昇し続けることは稀であり，半年以上の肝機能異常があれば肝臓の線維化が懸念される慢性肝炎と定義してあることは妥当と言えます．

　ALPは胆道系の障害で血中に多く放出されますが，骨などにも多く含まれているのでアイソザイムを測定することもあります（ALP1・2は肝臓由来，ALP3は骨由来，ALP4は胎盤由来，ALP5は小腸由来）．若年者では骨代謝が亢進しているので，生理的なALP3分画の上昇を認めることもあります．

> **ここがピットフォール**
> 
> **① AST・ALTが上昇しない肝細胞障害のタイプがある**
> 
> 　例えば転移性肝腫瘍に代表されるように，肝細胞と血流・栄養の競合を伴う占拠性病変では，腫瘍の影響で肝細胞は消失しますが，細胞内消化などの機構により細胞内のタンパク質はあまり血中に放出されないため（こういった場合の肝細胞死をアポトーシスとよびます），AST・ALTの上昇をあまり認めません．門脈血流障害などによる肝臓の萎縮でも同じ理由でAST・ALTは上昇しません．
> 
> **② 肝障害以外でAST・ALTの上昇を認めることがある**
> 
> 　特にASTは心筋や骨格筋によく含まれているため，心臓や筋肉の障害に加えて，激しい運動や筋肉注射の後といった，ある程度生理的な条件でも出現します．
> 
> **③ AST・ALTの数値はよく変動する**
> 
> 　急性肝不全を疑う場合には毎日のように検査することもありますが，肝障害で入院中であっても，多くて週に2回程度測定すれば十分なことが多いです．肝臓専門外来では，落ち着いてくると3～6カ月に1度程度の評価になることもあります．その一方で健康な人にも年に1度程度は肝機能を含む採血を健診で勧めるのは，現在健康な人の多くが脂肪肝による肝機能異常を呈することがあるからです．

## 3 AST・ALTの特徴と上昇パターン

肝臓ではASTはALTの3倍程度の含有量があります．また，ALTの方がASTよりも逸脱しやすく，半減期はASTが約5〜20時間，ALTが約40〜50時間程度です．したがって肝細胞障害の急性期には肝臓に多く含まれるAST優位な上昇を，慢性期になれば半減期の長いALT優位の上昇を示すことが多いのです．また，肝硬変にまで至ると，いったんASTやALT量の変動が落ち着いた後の肝障害となり，再びAST優位の上昇を示すようになります（図）．

## 4 AST・ALT・ALP上昇を示す代表的な疾患

肝障害のタイプは肝細胞障害型，胆汁うっ滞型に加えて，混合型の3種類に分けられます．ウイルス性肝炎や自己免疫性肝炎などは肝細胞障害型でAST・ALTが上昇しますが一般にALP上昇を認めることはありません．一方，胆石症や胆管炎，原発性硬化性胆管炎や原発性胆汁性胆管炎は胆汁うっ滞型であり，ALP上昇が主になります．また薬物性肝障害は混合型を呈することがあります．

AST・ALTやALPの異常を認めた場合には，ワンポイントの異常で肝障害の程度を推し量ることは難しいことが多くあります．決して見逃してはいけないのは急性肝不全・慢性肝不全（肝硬変）です．そこで，肝臓予備能がわかるコリンエステラーゼ，PTや総ビリルビン・直接ビリルビン，アンモニアの測定とともにベッドサイドで施行可能なエコーによる画像評価を気軽に行えるよう手技を磨いておくことも大切です．また，アルブミンの測定も肝臓予備能の評価には重要ですが，アルブミンの半減期は長いことには注意が必要です．

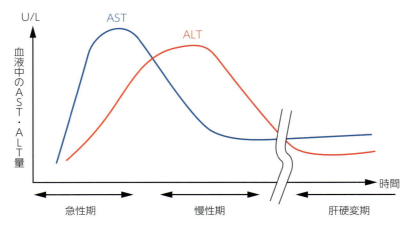

**図　時間の経過に伴うAST・ALTの変化**
急性期：AST＞ALT．時に1,000 U/L以上に上昇することも．
慢性期：AST＜ALT．2桁〜100あるいは200 U/L前後を変動．
肝硬変期：AST＞ALT．正常値〜100 U/L前後を変動．

## 5 正常値に隠れた疾患も見逃さない

### 1）脂肪肝をフォローする

　数年前まではウイルス性肝炎のマーカー陽性者を中心に症例を囲い込むことで，慢性肝炎・肝硬変・肝癌への進展を注意深く観察できて，適切なタイミングでの医療介入が可能でした．しかし現在は40歳以上の健常者の半分程度に多少の程度の差はあれ，脂肪肝を認める時代になっています．脂肪肝を契機に慢性肝炎や線維化を伴う脂肪性肝疾患になってしまう症例も多いのですが，今の所適切なマーカーがないことから，詳しく調べるとすでに肝硬変になっていたということや，あまり肝臓の線維化は進行していないにもかかわらず肝癌ができていたということも増えてきています．

　したがって，エコー検査などで脂肪肝と診断された一見健康にみえるような方にも，採血で肝線維化マーカーや，腫瘍マーカーを測定したり，定期的な検査の継続を勧めることが大切です〔「肝線維化マーカーはどう使えばいいの？」（pp.1689〜1694）を参照〕．

### 2）知っておくべき体質性黄疸の特徴

　ほかの科の先生や若い先生から，はっきりした肝障害はないのに黄疸がある患者さんがいるので診てください，と相談されることがときどきあります．そういったときの総ビリルビンは2〜3 mg/dL程度で，確かにAST/ALT比やALP/γ-GTP比は正常値です．多くの場合，これは体質性黄疸です．総ビリルビンだけが上昇している場合には，ぜひ直接ビリルビンも測定するようにしてください．体質性黄疸の場合，直接ビリルビンは正常です．すなわち間接ビリルビンのみの上昇です．遺伝的な要因によって肝細胞でグルクロン酸抱合をうまくできない場合や肝細胞からの胆汁排泄がうまくできない場合などがあり，日本人の2〜3％に認めます．診断のためには，溶血がないことや，胆管での機械的閉塞がないことを確認して，空腹時採血と食後の採血を比較します．体質性黄疸では空腹によって間接ビリルビンがさらに上昇することが特徴です．

## 6 実際の事例

　ここでは，実際に研修医が経験した症例を，具体的にみていきたいと思います．

---

**症例1**[1]

**症例**：70歳代男性
**主訴**：全身倦怠感
**現病歴**：高血圧，脂質異常症で近医通院中．受診前日の血液検査にてAST 800 U/L，ALT 983 U/Lと肝障害を認めたため，翌日当科紹介入院となった．
**既往歴**：前立腺癌，胃癌術後

**生活歴**：飲酒（日本酒1合＋缶ビール1本/日），喫煙〔20本/日×25年間（20〜45歳）〕，輸血歴・鍼治療・刺青なし，旅行歴なし，肝疾患・自己免疫性疾患の家族歴なし
**身体所見**：身長163 cm，体重69 kg，血圧140/90 mmHg，脈拍88回/分，体温37.1℃，眼瞼結膜貧血なし，眼球結膜黄疸なし，リンパ節腫大なし，心音・呼吸音異常なし，腹部平坦・軟・圧痛なし，下腿に浮腫なし
**血液所見**：WBC 6,000 /μL，Hb 14.7 g/dL，PLT 11.9万 /μL，T-Bil 1.08 mg/dL，AST 800 U/L，ALT 983 U/L，ALP 127 U/L，γ-GTP 307 U/L，Alb 4.4 g/dL，CRP 0.55 mg/dL，PT 82.1 ％

　前医で突然の肝障害を認め，当科紹介となった例です．本症例の肝障害はAST・ALTの上昇が目立つ肝細胞障害型であり，ALPは正常であったため，胆汁うっ滞型の疾患は否定的と考えられました．

　前医で4カ月前からモサプリドクエン酸塩，トリメブチンマレイン酸塩が処方されていたため，同2剤をDLST（drug lymphocyte stimulation test：薬剤リンパ球刺激試験）に提出したところ，どちらも陽性であり，薬物性肝障害の診断に至りました．被疑薬の中止後，肝機能はすみやかに改善しました．

### 症例2[2)]

**症例**：70歳代男性
**主訴**：黄疸
**現病歴**：関節リウマチ（rheumatoid arthritis：RA）にて膠原病科外来通院中（プレドニゾロン6 mg/日，サラゾスルファピリジン1,000 mg/日）．受診1カ月前から下肢痛があり近医整形外科に入院．その間，血液検査で肝胆道系酵素異常を認めたため，当科外来紹介受診となった．
**既往歴**：高血圧症，2型糖尿病
**生活歴**：飲酒なし，喫煙（40本/日×50年間），輸血歴・鍼治療・刺青なし，旅行歴なし，肝疾患・自己免疫疾患の家族歴なし
**身体所見**：身長172 cm，体重59 kg，血圧138/60 mmHg，脈拍92回/分，体温36.5℃，眼瞼結膜貧血なし，眼球結膜黄疸あり，リンパ節腫大なし，心音・呼吸音異常なし，腹部平坦・軟・圧痛なし，下腿に浮腫なし
**血液所見**：WBC 8,100 /μL，Hb 13.4 g/dL，PLT 18.3万/μL，T-Bil 3.76 mg/dL，D-Bil 3.12 mg/dL，AST 167 U/L，ALT 435 U/L，ALP 2,539 U/L，γ-GTP 590 U/L，Alb 3.5 g/dL，CRP 1.58 mg/dL

　本症例は突然の肝障害を認め，当初前医で薬物性肝障害を疑われて当科紹介・入院となりました．しかし，被疑薬の中止後もビリルビンの上昇を認め，AST・ALTと比べてALP・γ-GTPが目立って上昇していたため，何らかの胆汁うっ滞が原因であると判断しました．

　エコー・CT・MRCPでは胆管拡張を認めませんでしたが，抗ミトコンドリアM2抗体陽性（34.1），また肝生検所見（胆管上皮細胞の腫大・変性，高度の炎症細胞浸潤）から，原発性胆汁性胆管炎の診断に至りました．ウルソデオキシコール酸（600 mg/日）の内服を開始し，すみやかに肝機能は改善しました．

● **まとめ**

　一言で肝障害と言っても，肝細胞障害型なのか，胆汁うっ滞型なのかで，鑑別診断の優先順位が異なってくることがおわかりいただけるかと思います．実臨床では両者が混在していることもあり，その判断は容易ではありませんが，症例数を多くこなすことで診断能力を磨いていただければと思います．なお紹介した2症例の詳細に関しては，国家公務員共済組合連合会 浜の町病院の研修医が英文論文として報告していますので，ぜひご一読ください[1, 2]．

## おわりに

　皆さんには，採血ですぐにわかるAST・ALTやALPの異常をきっかけに，さまざまな疾患や病態を鑑別しようと積極的に取り組む姿勢が求められます．担当する症例の経過中に一度も肝機能異常を示さない，ということの方が少ないかもしれません．肝機能異常をみたとき，それを見過ごしてよいものかどうかを嗅ぎ分ける嗅覚のような感覚をもち，必要かつ十分な次の一手を講じられるような臨床能力を養いましょう．

### 引用文献

1) Sako A, et al：Drug-induced Liver Injury Associated with Mosapride Citrate：A Report of Two Cases. Intern Med, 56：41-45, 2017
2) Bekki N, et al：A case of primary biliary cirrhosis in a patient with rheumatoid arthritis. Clin Case Rep, 4：90-94, 2016

**Profile**

**下田慎治**（Shinji Shimoda）
九州大学病院 臨床教育研修センター
専門：特に自己免疫性肝疾患
肝臓の世界はいまだ解明されていない領域が多く残されているので，ちょっとしたことをきっかけに肝臓のことについて多くを学ぼうという姿勢をもっていただければと思います．

**裵　成寛**（Naruhiro Hai, Bae Sung Kwan）
東京大学医学部附属病院 臓器移植医療部
専門：ウイルス性肝炎，肝移植
肝臓内科はウイルス性肝炎のみならず，自己免疫・腫瘍・代謝・感染症・移植・ゲノムまで，どこまでも奥が深く，全く飽きることのない領域です．ぜひ研修医・レジデントの皆さんも，医師人生を通してともに学んでいただければと思います．

**特集** 肝機能検査、いつもの読み方を見直そう！

# 肝炎の種類はどのようなものがあるの？
## ウイルス性だけではない！

八橋 弘

① 急性肝炎とは，主に肝炎ウイルスが原因で起こる急性のびまん性疾患であり，そのウイルスとしてA，B，C，D，E型の5種類が確認されている
② 肝炎ウイルス以外の急性の肝障害で鑑別すべき疾患としては，薬物性肝障害，自己免疫性肝炎，肝循環障害，Ebstein-Barrウイルス（EBV）による伝染性単核球症とサイトメガロウイルス（CMV）感染などがある
③ 慢性肝炎とは，臨床的には「6カ月以上の肝機能検査値の異常とウイルス感染が持続している病態」と定義されている
④ 肝炎ウイルス以外で慢性の肝障害を示す疾患は，脂肪肝，非アルコール性脂肪肝炎，自己免疫性肝炎，原発性胆汁性胆管炎，薬物性肝障害，アルコール性肝炎，Wilson病などがある
⑤ ウイルス性肝炎の診断をマスターするには，IgM-HA抗体，IgM-HBc抗体，HBs抗原，HBV-DNA量，HCV抗体，HCV-RNA量，IgA-HE抗体の6種類の検査法について理解することが大切である

## はじめに

　肝障害の鑑別診断の考え方としては，まず，6カ月以上持続する肝障害か否かで，急性と慢性に区分します．そして急性の肝障害は，肝炎ウイルスによる急性肝炎と肝炎ウイルス以外による肝障害に分けて診断を行います．一方，慢性の肝障害は，C型肝炎ないしB型肝炎ウイルスの持続感染による慢性肝炎と，肝炎ウイルス以外による肝障害を示す疾患（脂肪肝，非アルコール性脂肪肝炎，自己免疫性肝炎，原発性胆汁性胆管炎，薬物性肝障害，アルコール性肝炎，Wilson病など）に分けて診断を行います（図）．本稿では，肝障

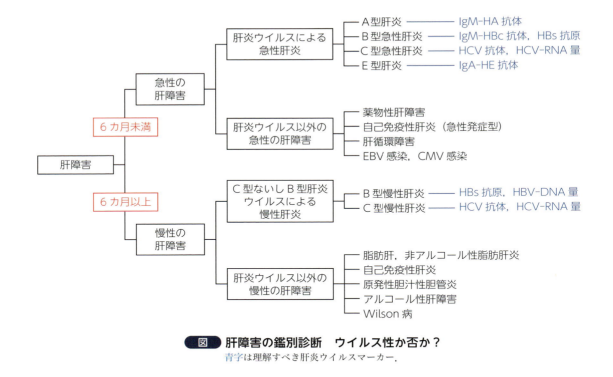

**図** 肝障害の鑑別診断　ウイルス性か否か？
青字は理解すべき肝炎ウイルスマーカー．

害を示す疾患とその診断法について，ウイルス性肝炎を中心に解説します．

## 1 急性の肝障害の原因として，まず肝炎ウイルスによる急性肝炎を考える

　急性肝炎とは，主に肝炎ウイルスが原因で起こる急性のびまん性疾患であり，そのウイルスとしてA，B，C，D，E型の5種類が確認されています．感染経路は，A，E型は経口感染であり，汚染された水，食物を介して感染します．B，C，D型は経血液感染であり，輸血や汚染血液が付着した針による刺入などにより感染します．

　肝炎ウイルスが体内に侵入してから症状が出現するまでの潜伏期は4～8週間前後の例が多くみられます．肝炎ウイルスに感染するも自覚症状を有さず不顕性で経過する例も少なくありません．

　**急性肝炎は，その原因ウイルスにより経過と重症度が異なります**．A型肝炎とE型肝炎は一過性に経過し，免疫抑制状態でない限り慢性化することはありません．B型肝炎は新生児，小児期に感染すると高率に慢性化しますが，成人例での感染は原則一過性感染で経過し，慢性化する例は少数です．C型肝炎は感染時年齢に関係なく高率に慢性化します．高齢者の急性肝炎例では，原因に関係なく全般的に重症化する頻度が高くなることも認識しておくとよいでしょう．

急性肝炎の前駆症状は，いわゆる感冒様症状で始まり，その後，肝障害が生じていることを示す黄疸が出現します．その頃から食欲不振，全身倦怠感，嘔気，嘔吐などの症状が出現します．頻度としては少ないものの腹痛，関節痛，発疹などの症状を有する場合もあります．

原因となる肝炎ウイルスの診断は，下記の血液検査で行います．

A型：IgM-HA抗体陽性
B型：IgM-HBc抗体陽性，HBs抗原陽性
C型：HCV-RNA陽性，HCV抗体陽性
E型：IgA-HE抗体陽性，HEV-RNA（保険適応外）陽性
肝炎ウイルス以外が原因：
　　IgM-HA抗体陰性，IgM-HBc抗体陰性，HBs抗原陰性，HCV-RNA陰性，IgA-HE抗体陰性，抗核抗体陰性（自己免疫性肝炎の否定），既知のウイルス感染症の否定

【メモ】
薬物性肝障害と診断された69例でIgA-HE抗体を測定すると，うち8例（11.6％）が陽性であったという事例が2014年に論文報告されました[1]．筆者の岡野らは，論文の中にあえて「誤診」と記述することにより，**IgA-HE抗体を測定しない限りE型肝炎の診断はできない**ということを警告しています．同じような失敗をしないでほしいという筆者らの真摯な姿勢が読みとれる貴重な論文です[1]．

## 2 肝炎ウイルス以外の急性肝障害で鑑別すべき疾患

急性の肝障害を生じる疾患すべてがウイルス性急性肝炎の鑑別疾患となります．日常診療で鑑別すべき疾患とそのポイントを下記に示します．

① 薬物性肝障害（薬剤服用歴の確認，薬剤感受性試験，好酸球の増加）
② 自己免疫性肝炎の急性発症型（自己抗体陽性，γ-グロブリン高値）
③ 肝循環障害〔血圧低下のエピソード，DIC（disseminated intravascular coagulation：播種性血管内凝固症候群）の合併〕
④ Ebstein-Barrウイルス（EBV）による伝染性単核球症とサイトメガロウイルス（CMV）感染

EBV感染とCMV感染は，日常診療のなかで遭遇する機会の多い疾患であることから，その臨床的特徴と診断法を紹介します．

### 1）Ebstein-Barrウイルス（EBV）感染

EBV感染は唾液を介して感染し，別名キス病（kissing disease）とも命名されており，病歴聴取で，そのような機会がなかったか確認します．EBV感染例では，しばしば末梢血

に多数の異形リンパ球，単核細胞の増加を認め，これが感染を疑う所見となります．EBV感染では，VCA-IgM型抗体，VCA-IgG型抗体，VCA-IgA型抗体，抗EBNA抗体の組み合わせで初回感染か否かの診断を行います．初回感染は，① VCA-IgM抗体陽性，② VCA-IgG抗体が640倍以上の高値またはペア血清で4倍以上の上昇，③ 抗EBNA抗体の陽転化またはペア血清で4倍以上の上昇，のいずれかの場合に診断します．

### 2）サイトメガロウイルス（CMV）感染

CMV感染は，初回感染の場合と再賦活することで生じる日和見感染として発症する場合があります．後者の場合は免疫不全状態でないか確認します．CMVの診断は，① CMV-IgM抗体が陽性，② CMV-IgG抗体がペア血清で4倍以上の上昇，③ CMV抗原陽性，のいずれかで診断できます．肝生検では核内および細胞質内に封入体を認めることがあります．また，EBV感染と同様にCMV感染例でも，しばしば末梢血に多数の異形リンパ球，単核細胞の増加を認めます．CMV感染の診断方法は，ウイルス抗原を検出するためのアンチゲネミア法，DNA検出のためのPCR法，直接ウイルスを分離する方法，ウイルス特異的IgM抗体の測定などがありますが，保険適用があるのはアンチゲネミア法とウイルス特異的IgM抗体の2つです．

## 3 慢性肝炎の診断とそのポイント

慢性肝炎とは，臨床的には「6カ月以上の肝機能検査値の異常とウイルス感染が持続している病態」と定義されています[2]．わが国では，主にC型肝炎ウイルス，B型肝炎ウイルスの持続感染による慢性の肝障害の症例を慢性肝炎と診断します．下記の4項目を押さえることが慢性肝炎の診断のポイントです．

> ① 肝細胞障害を示すALT，AST値の異常が6カ月以上持続する
> ② HCV-RNA陽性（C型）またはHBs抗原陽性（B型）が6カ月以上持続する
> ③ 肝生検で慢性肝炎の組織像所見を認める
> ④ 脂肪肝，非アルコール性脂肪肝炎，自己免疫性肝炎，薬物性肝障害，アルコール性肝炎，などの肝障害を否定できる

### 1）B型慢性肝炎

B型慢性肝炎では，HBs抗原が6カ月間持続陽性であることを確認することが診断根拠となります．しかしながら実臨床では，それが確認できなくとも，HBs抗原陽性でB型急性肝炎ではないと臨床的に判断できた時点でB型慢性肝炎と診断して問題ありません．ウイルス増殖の指標としてHBe抗原−抗体系，HBV-DNA量などの検査法があり，抗ウイルス薬での治療中は，これらのウイルス増殖マーカーをモニタリングします．

### 2）C型慢性肝炎

　　C型慢性肝炎の診断では，HCV抗体検査はスクリーニング法であり，確定診断の根拠は血中HCV-RNAが6カ月間持続陽性であることを確認することです．かつてC型慢性肝炎と診断された患者さんの多くは，近年登場した内服の抗ウイルス薬であるdirect acting antivirals（DAA：直接作用型抗ウイルス薬）で治療を受けてウイルス学的には完治しました．このような患者さんの検査所見は，HCV抗体陽性・HCV-RNA陰性のC型肝炎ウイルス感染の既往パターンを示します．HCV抗体だけではなくHCV-RNA陽性を確認することは，このように完治した患者さんを誤って治療対象者としないためにも必要です．

## 4 肝炎ウイルス以外の慢性肝障害で鑑別すべき疾患

　　肝炎ウイルス以外の慢性肝障害を示す代表的な疾患とその特徴を列記します．

### 1）脂肪肝，非アルコール性脂肪肝炎

① エコー検査で，エコー輝度の上昇（bright liver）や肝腎コントラスト比の増加を認める
② ALT，ASTの上昇は認められても，多くは50〜150 U/L程度の軽度の上昇例が多くみられる．コリンエステラーゼの高値，コレステロールや中性脂肪などの脂質異常症を伴う例が多い
③ 非アルコール性脂肪肝炎は，脂肪肝の所見に加えて肝線維化進展の所見（血小板数の減少，肝線維化マーカーの上昇）があった場合に疑う

### 2）自己免疫性肝炎

① 多くは中年以降の女性
② 肝炎ウイルスマーカーが陰性
③ 高γ-グロブリン血症（2 g/dL以上）
④ 抗核抗体をはじめとする自己抗体が陽性
⑤ 副腎皮質ホルモンなどの免疫抑制薬が有効

### 3）原発性胆汁性胆管炎

① 中年以降の女性に多く，皮膚掻痒感を初発とする例が多い
② 赤沈亢進，ALPなどの胆道系酵素や総コレステロール，IgMなどの上昇．抗ミトコンドリア抗体（AMA）が高頻度に陽性
③ 肝生検で慢性非化膿性破壊性胆管炎あるいは胆管消失を認める

### 4）アルコール性肝障害

① 飲酒歴：日本酒1日3合相当以上，5年以上継続
② 禁酒による異常所見の著明な改善：AST，ALT値の正常化やγ-GTP値の改善，肝腫大の改善

### 5）Wilson病

① 血清セルロプラスミン低値．尿中銅排泄の増加．肝生検組織中の銅含有量増加
② 肝障害以外に神経症状（錐体外路症状），角膜Kayser-Fleischer輪を認める

## おわりに

　本稿では，ウイルス性肝炎を中心とした肝障害を示す疾患について，急性と慢性に区分して概説しました．ウイルス性肝炎の診断をマスターするには，IgM-HA抗体，IgM-HBc抗体，HBs抗原，HBV-DNA量，HCV-RNA量，HCV抗体，IgA-HE抗体の6種類の検査法について理解することが大切です（図）．

### 引用文献

1）岡野 宏，他：薬物性肝障害診断スコアリングにおけるE型肝炎の診断マーカー追加の必要性についての検討．肝臓，55：325-334，2014
2）市田文弘，他：慢性肝炎の新しい分類（犬山）の再検討 慢性肝炎の肝組織診断基準 新犬山分類．犬山シンポジウム，19：183-188，1996

#### Profile

八橋　弘（Hiroshi Yatsuhashi）
国立病院機構長崎医療センター 臨床研究センター長
専門：肝臓病の臨床．
現在の私の関心事は，筋肉と肝臓の関係を明らかにすること．筋肉を鍛えることで肝臓の状態が改善し，また肝臓をよくすることが筋力アップにつながり健康寿命が伸びるかもしれないという仮説を立て，それを証明するために外来で患者さんの握力を測定しながら，自ら握力と全身筋力アップとその維持に努力しています．

特集：肝機能検査、いつもの読み方を見直そう！

# 急性肝炎の肝機能検査のコツ
## 危険な急性肝障害の見分け方

井上和明，與芝真彰

① 急性肝炎の90％は自然治癒する．危険な肝障害を見分ける場合の，第1のポイントはトランスアミナーゼの多峰性変動である
② 第2のポイントは急性肝炎でありながら，肝炎が鎮静化せずに持続しアルブミン，コリンエステラーゼ，コレステロールの低下が認められるため，一見すると肝硬変のようなデータをとることである
③ 急性肝炎が遷延化するケースでは迷わず治療介入する必要がある

## はじめに

劇症肝炎の原因はさまざまです．頻度は減少していますがHBV（hepatitis B virus：B型肝炎ウイルス）が主要な原因の1つであり，HCV（hepatitis C virus：C型肝炎ウイルス）や自己免疫性肝炎も頻度は少ないですが劇症肝炎の原因の1つとわれわれは考えます．

HBVは一過性に排除される原因の代表であり，一方HCVは持続感染する原因の代表です．劇症肝炎の病型は急性型と亜急性型の2つに分けられ，これも急性型は一過性に原因が排除され，亜急性型は原因が持続するとおおまかに言い換えることが可能です．

急性型は急激に肝細胞破壊が進行し発症から10日以内に脳症が出現します．トランスアミナーゼが非常に高く上昇し，誰が診ても重症であることが容易にわかるケースが多いです．一方，亜急性型は肝細胞破壊が緩徐に進行するので，重篤感に乏しいです．したがって亜急性型では，ゆっくり進行する肝障害の危険性を早く察知することが臨床的には重要です．

劇症化予知式の1つに與芝の予知式[1]があります．その心は，劇症肝炎の原因を持続するものと一過性のものに分け，肝細胞破壊が持続した場合に上昇するバイオマーカー

〔総ビリルビン（基準値：0.2〜1 mg/dL）〕と低下するバイオマーカー〔コリンエステラーゼ（基準値：135〜413 U/L）〕を組み合わせて劇症化確率を判定することです．

**與芝の劇症化予知式[1]**
$\lambda = -0.89 + 1.74 \text{(成因)} + 0.056 \times \text{T-Bil} - 0.014 \times \text{ChE}$
成因：1点（HAV，HBV）
　　　2点（その他）
$\lambda > 0$：劇症化確率50％以上
$P$（劇症化確率）$= 100/(1 + e^{-\lambda})$

e：自然対数の底
HAVやHBVの急性感染は原因が急速に排除されるので1点としています．

ゆっくり進行する肝障害において異常値をいかに見抜くかが臨床的には患者さんを助けられるか否かにつながります．本稿では危険な肝障害を見分け，迅速に治療介入する方法を実際に経験した症例から説明します．

## 1 肝性脳症発症の予知と早期治療

亜急性型劇症肝炎は一般に予後不良とされます．どんな肝炎も脳症発症前に急性肝炎の時期があり，この時期の対応が重要です．急性肝炎の大半が自然治癒するため，この時期には経過観察のみで何の手も打たれず，脳症が出てから慌てて連絡してくるケースが以前は多くありました．近年ではさまざまな啓発活動により，地域により温度差はありますが，早期に対応が必要な症例があるという認識が広まってきています．

当院では以前より発症初期に劇症化（脳症の発症）を予測して，早期治療を行ってきました．しかし，早期治療により予後の改善が見込めることは原理的には正しくても，成因不明例が多く一定の治療が確立されていないため，治療者の経験に依存する部分が多くあります．また，移植外科医からも，治療に用いるステロイドの大量投与による感染の誘発が肝移植の機会を失わせるのではないかと懸念の声もあり，原因を推定して適切な内科治療を行う必要があります．

内科治療の目的は早期に脳症の出現を予知して，肝炎をコントロールすることにより劇症肝炎の大半を消滅させることにあり，われわれの施設ではすでに早期治療により脳症の発症を阻止するか，発症しても高率に救命を達成しています．脳死のドナーが少ない本邦では，内科治療で劇症肝炎の発症をできる限り阻止しないと，劇症肝炎以外の移植待機患者の臓器提供のチャンスをほとんど0にしてしまいます．ドナー不足による医療のひずみをなくす努力を内科医は求められています．

[特集] 急性肝炎の肝機能検査のコツ

## 2 危険な肝障害をどうやって見分けるか

　　　急性肝炎の90％は自然治癒します．そのため，自然治癒しない急性肝炎の見分け方が臨床上の問題となります．

### ● トランスアミナーゼ（AST・ALT）値のピークで見分けよう

　　　まず全臨床経過におけるトランスアミナーゼ値の推移をプロットしてみてください．ピークが1つまたは2つで，ピーク後にトランスアミナーゼが急速に低下するケースは，肝臓が壊れ過ぎない限り予後は良好です．

　　　肝臓が壊れ過ぎると脳症は1～2日で出現します．移植の適応については，これまでの適応基準を参照していただきたいと思いますが[2]，採血データでBUN低値（2 mg/dL以下），ビリルビンのD/T比低値（0.2以下）となったら，ウレアサイクル機能も抱合能も障害されているのできわめて重症であると診断してください．

　　　一方，経過中のトランスアミナーゼのピークが3つ以上（多峰性変動）の場合，肝細胞破壊の原因が持続していると経過から推定できます．有効な治療手段をとらずに経過観察を継続することで危険な状態に陥るかどうかは，検査データが一見肝硬変のような所見を呈していないかをまず注目してください．データを見てアルブミン，コリンエステラーゼ，コレステロールが低下していたら，現在進行している肝障害は危険な徴候を示している，と考えてください．プロトロンビン時間にだけ注目していると対応が遅れるので注意が必要です．

## 3 治療介入のタイミングとその方法

　　　それでは治療介入のタイミングと方法について2つの症例をもとに考えてみましょう．

### 症例1）旅行歴のある女性の急性肝炎

　　　元来健康な10歳代女性．夏休みに3週間ほど海外に研修に出かけました．帰国してから2週間後より倦怠感を自覚しましたが，夏バテと考えて放置していました．倦怠感を自覚してから（ここを発症と考えます）ちょうど7日後に家族から目が黄色いと指摘され，当日中に当院の外来を受診しました．外来での採血で急性肝炎が疑われたため（AST 848 U/L, ALT 1,181 U/L, T-Bil 4.7 mg/dL），当院消化器内科に入院となりました．入院時の検査所見を表に示します．

　　　原因検索として渡航感染症も含めて精査しましたが，肝炎ウイルスマーカーはすべて陰性で，発症から10日目（入院第4病日）にIgGが1,469 mg/dLで，抗核抗体が320倍の陽性であることが判明しました．主治医は肝障害の原因を自己免疫性肝炎の急性発症であると考え，ステロイドパルス療法の導入を考えました．しかし，ご両親からお子さんの成長と発達に影響を与える危険性を考慮して，治療を待ってほしいとの申し出がありました．

### 表　入院時検査所見

| 血液学データ | | 生化学血清データ | | ウイルスマーカー | |
|---|---|---|---|---|---|
| WBC | 4,300 /μL | TP | 7.0 g/dL | IgM-HA抗体 | 0.13（－） |
| RBC | 512×10⁴ /μL | Alb | 3.7 g/dL | HBs抗原 | （－） |
| Hb | 15.5 g/dL | BUN | 8 mg/dL | HCV抗体 | （－） |
| Hct | 45.1 % | Cr | 0.65 mg/dL | IgG | 1,469 mg/dL |
| Plt | 16.9×10⁴ /μL | T-Bil | 4.7 mg/dL | 抗核抗体 | 320倍 (homogeneous) |
| PT | 70.6 % | D-Bil | 2.8 mg/dL | AMA-M2 | ＜5.0（－） |
| APTT | 71.7 % | (D/T ratio) | 0.60 | CMV-IgG | 28.4（＋） |
| | | AST | 848 U/L | CMV-IgM | 0.39（－） |
| | | ALT | 1,181 U/L | EB-VCA-IgG | 320倍 |
| | | LDH | 425 U/L | EB-VCA-IgM | ＜10倍 |
| | | ALP | 347 U/L | | |
| | | ChE | 186 U/L | | |
| | | CRP | 0.13 mg/dL | | |
| | | NH₃ | 59.0 μg/dL | | |

與芝の予知式  ＝＋0.73．

　そのためステロイドの導入をいったん控えてウルソデオキシコール酸（ウルソ®）とグリチルリチン酸－アンモニウム（強力ネオミノファーゲンシー®）の静注で代替え治療を行いました．その結果，入院第13病日には入院時のASTとALTはそれぞれ94 U/Lと166 U/Lに低下しましたが，総ビリルビンは6.2 mg/dLに上昇，ChEは136 U/Lに低下しPT INRも1.45となりました．その結果予知式による劇症化確率は50％以上となったのでご両親を説得して第16病日よりステロイドを導入しました．入院中のe⁻λ値の推移を図1に示します．しだいに劇症化確率が上がっていくことに注目してください．

> **ここがポイント**
> 　トランスアミナーゼが低下することは重要であるが，同時に肝合成能（アルブミンやコリンエステラーゼの合成等）の改善，総ビリルビンの改善がなければ真に肝臓が回復したとはいえない．

　ステロイドの導入により，第19病日にはAST 50 U/L，ALT 109 U/L，とトランスアミナーゼは回復したものの，総ビリルビン5.0 mg/dL，ChE 112 U/L，PT-INR 1.5と肝臓の合成能は回復せず，昏睡起因物質が蓄積したためか肝性脳症が出現し，昏睡度はIV度まで進展しました．

[特集] 急性肝炎の肝機能検査のコツ

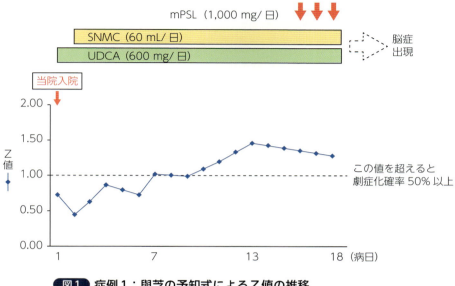

**図1** 症例1：與芝の予知式によるZ値の推移
mPLS：methyl-predonizorone（メチルプレドニゾロン）
SNMC：stronger neo-minophagen（グリチルリチン酸―アンモニウム）
UDCA：ursodeoxycholic acid（ウルソデオキシコール酸）
$Z = e^{-\lambda}$

> **ここがピットフォール**
> 原因疾患治療のタイミングが遅れると，昏睡起因物質が蓄積して肝性脳症が出現することがある．

そのため肝性昏睡の治療に血漿交換とonline HDF（hemodiafiltration：血液濾過透析）を組み合わせた人工肝補助療法を施行しました．第22病日には意識は回復して人工肝補助療法から離脱することができ第49病日に退院することができました（図2）．

---

**処方例（点滴静注）**
**メチルプレドニゾロンパルス療法**
メチルプレドニゾロン1,000 mg＋生理食塩水100 mL（血液浄化療法後に1時間で点滴）
3日間
その後750 mg（3日間），500 mg（3日間）のように適宜漸減します．

---

## 症例2）閉塞性黄疸が疑われた急性肝炎

元来健康な40歳代女性．全身倦怠感と胃液が逆流して胸焼けするような症状を感じたために（ここを発症と考えます）3日後に近所の内科を受診し投薬を受けましたが，この頃から尿も赤褐色になりました．

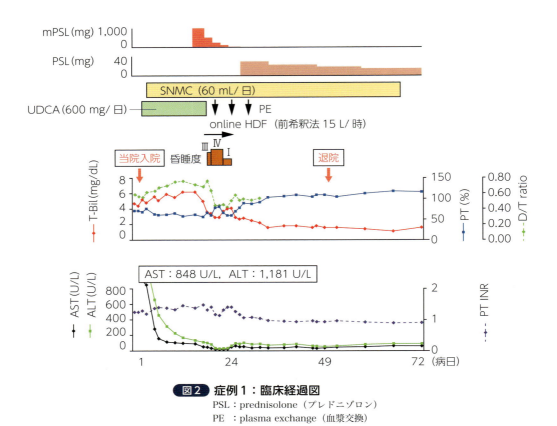

**図2** 症例1：臨床経過図
PSL：prednisolone（プレドニゾロン）
PE ：plasma exchange（血漿交換）

　発症から14日後に本人と家族が黄疸に気がつき，近医から閉塞性黄疸疑いで近隣のA病院の外科に紹介となりましたが，このときの採血で総ビリルビン8.8 mg/dL，AST 1,575 U/L，ALT 1,863 U/L，PT 44％であり肝障害精査のために入院となりました．発症から19日目にはAST 776 U/L，ALT 964 U/Lと高値が持続し，総ビリルビン14.3 mg/dL，ChE 126 U/L，PT 45％と肝機能の回復がなくnumber connection test（NCT＊）が63秒であったために，劇症化切迫状態と考えて当院へ転院となりました．アルブミン，総ビリルビン，ChEのデータの推移を図3に示します．この症例も自己免疫性肝炎と診断されステロイド投与により回復しました．

＊NCT：1〜25までの線結びにかかる時間の測定試験である．30秒以上かかる場合は通常よりも延長しており潜在性脳症の疑いあり，1分以上かかれば脳症I度はあると考える．

### ここがポイント

この症例ではPTは前医の経過中あまり変化していないが，アルブミン，コリンエステラーゼは低下し総ビリルビンは上昇している．脳症の切迫を表す，見落としてはいけないデータである．

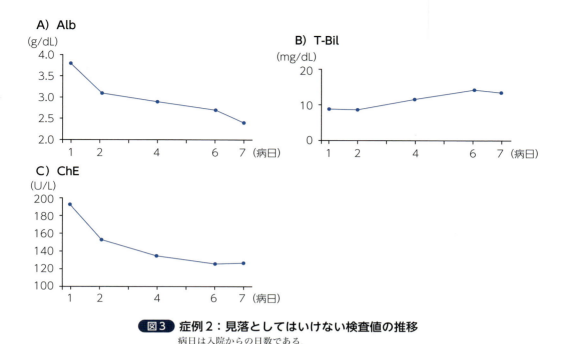

**図3　症例2：見落としてはいけない検査値の推移**
病日は入院からの日数である．

> 🚩 **ここがピットフォール**
>
> われわれのところに紹介されてくる患者さんの紹介状に，意識清明と記述されていることが多いが，NCTを施行すると大半が延長している．また，大半の重症肝炎患者は受け答え可能であるが，このような患者さんの潜在的な意識障害を判定するには実際に手を動かしてもらうことが肝要である．受け答えがきちんとできても，NCTが延長している患者さんは少なくない．

## おわりに

　肝細胞破壊が持続するケースでは劇症肝炎対策が必要で，できるだけ早期に治療を開始する必要があります．その理由の1つは脳症発症時に肝細胞破壊が進行し再生不良となる症例も少なくないので，脳症が発症した段階ではしばしば移植以外の選択肢がなくなるからです．また治療開始が遅れると**症例1**のように肝性脳症が出現して回復が遅れます．劇症化を予知して早期に適切な治療を開始すれば脳症の発症を回避することができます．與芝の予知式に頼らずとも，まずはデータから危険な肝障害を察知して，重症化例を見落とさないようになってください．

## 引用文献

1) Yoshiba M, et al : Accurate prediction of fulminant hepatic failure in severe acute viral hepatitis : multicenter study. J Gastroenterol, 37 : 916-921, 2002
2) 厚生労働省 難治性疾患政策研究事業「難治性の肝・胆道疾患に関する調査研究」班:劇症肝炎の肝移植適応ガイドライン・スコアリングシステム．2009
   http://www.hepatobiliary.jp/uploads/files/%E8%A1%A8%EF%BC%94%281%29.pdf

### Profile

**井上和明**（Kazuaki Inoue）

昭和大学藤が丘病院 消化器内科

どのような疾患も先が読めれば，対処法が浮かんできます．特に予後の悪い亜急性の経過をとる急性肝不全は，必ず先手を打って対処できるポイントが存在します．そこを見落とさないことがまず重要です．意識障害が出現して血液浄化療法が必要な場合は，自己流のやり方に走らずご相談ください．これまでの経験からアドバイスできると思います．

**與芝真彰**（Makoto Yoshiba）

昭和大学藤が丘病院 消化器内科

**特集** 肝機能検査、いつもの読み方を見直そう！

# 非飲酒者でγ-GTPのみが高い場合はどう診断する？
NAFLD/NASHを見落としていませんか？

五家里栄，三浦光一，礒田憲夫

① γ-GTPはNAFLD/NASHでも上昇することがある
② NAFLD/NASHでは肝臓の定期的な画像検査を行う
③ γ-GTPが上昇したNAFLD/NASHは心血管イベントに要注意

## はじめに

健診異常等で「γ-GTP高値」でやってきた患者さんに遭遇する機会がありますよね．どうせアルコールだろうと思いながら病歴聴取をすると，なんと非飲酒者だった！この患者さんの検査値を皆さんならどう考えますか？

γ-GTPとは何なのか，非飲酒者でγ-GTP高値の場合，どのような疾患が隠れているのか？何に注意して診ていくのか？症例をみながら皆さんと一緒に考えていきましょう．

### 症例

55歳男性．定期健診でγ-GTP高値を指摘されたため来院した．
10年ほど前から肝機能異常を指摘されていたが，通院はしなかった．身体所見・検査結果は以下の通りである．
**身体所見**：身長170 cm，体重82 kg，BMI 28.4 kg/m²
**血液検査**：WBC 3,900 /μL，RBC 402万/μL，Hb 13.4 g/dL，Plt 11.5万/μL，PT％ 80.3％，TP 7.0 g/dL，Alb 3.9 g/dL，BUN 12 mg/dL，クレアチニン1.2 mg/dL，尿酸5.3 mg/dL，総ビリルビン1.25 mg/dL，直接ビリルビン0.22 mg/dL，AST（GOT）46 U/L，ALT（GPT）33 U/L，LDH 241 U/L，ALP 318 U/L，**γ-GTP 134 U/L**，血糖173 mg/dL，HbA1c 7.5％，TG 239 mg/dL，HDLコレステロール51 mg/dL，LDLコレステロール152 mg/dL．HBs抗原（−），HCV抗体（−）．

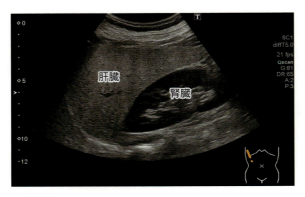

**図1** 腹部エコー検査
右腎皮質と比較して肝実質が高エコーになっており，肝腎コントラスト陽性の所見である．

**腹部エコー検査**：図1
**経過**：AST優位の軽度のトランスアミナーゼの上昇があり，またγ-GTPも高値であった．腹部エコー検査では脂肪肝を認めた．肝生検を施行したところ，脂肪を蓄積した細胞と炎症細胞浸潤を認め，NASH（non-alcoholic steatohepatitis：非アルコール性脂肪肝炎）と診断した．またFIB-4 index＊が3.83と上昇し，実際の肝組織所見でも線維化が進んでいたことが判明したため，今後は肝癌の早期発見を念頭に置きながら定期的な血液検査や画像検査を行う方針とした．また心血管イベントの発症リスクが高いと判断し，循環器内科にもコンサルトしたところ，虚血性心疾患が疑われ，心臓カテーテル検査が行われることになった．
＊FIB-4 indexは年齢，血小板数，AST，ALT値から計算される肝線維化を推定する指標で，日本肝臓学会のホームページなどで計算ツールが公開されている[9]〔FIB-4 indexの詳細は別稿の「肝線維化マーカーはどう使えばいいの？」（pp.1689〜1694）を参照〕．

## 1 γ-GTPをどう読む？

### 1）γ-GTP上昇のメカニズム

　γ-GTPとはγ-グルタミルトランスペプチダーゼのことで，グルタチオンを分解する膜結合型のタンパク分解酵素です．グルタチオンには活性酸素の消去や異物を解毒する作用がありますので，γ-GTP高値は生体内で好ましくない状況が起こっていることを意味します．

　γ-GTPは，生体内では腎臓や膵臓に多く存在しています[1]が，腎臓の障害でγ-GTPが上昇することは稀です．その一方で，肝臓に存在するγ-GTPは腎臓の1/10以下と少ないものの，肝細胞や胆管上皮細胞内に存在しており，アルコールや薬剤により血中γ-GTPが上昇します．また胆道系疾患でも上昇します[2]．よってγ-GTP上昇の患者をみたら，わ

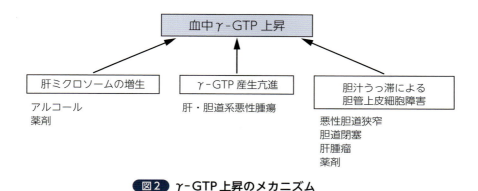

図2　γ-GTP上昇のメカニズム

れわれは肝胆道系疾患を念頭に診療を進めます．

　アルコールや薬物代謝で肝細胞ミクロソーム内のγ-GTPが誘導されるため，飲酒者や薬物性肝障害では血中γ-GTPが上昇します．また肝胆道系の悪性腫瘍でγ-GTPが上昇しますが，腫瘍からの産生と胆汁うっ滞の2つのメカニズムがあります．頻度としては胆汁うっ滞によるものが多いです．胆汁うっ滞を起こすと胆管上皮細胞が障害され，血中γ-GTPが上昇するのです（図2）．その他，脂肪肝，糖尿病，膵疾患，心筋梗塞等でも軽度ですがγ-GTPが上昇することがわかっています[3]．

## 2）γ-GTPが上昇する疾患

　では具体的にどのような疾患でγ-GTPが上昇するのかみていきましょう．γ-GTPの評価で注意すべき点は，数値と病態が必ずしも相関しないということです．例えば，γ-GTP値が基準値に入っているから肝疾患はないとは言えませんし，逆にγ-GTP値が高いから重症とは限りません．

　γ-GTPが異常値を示す疾患を図3のように分けてみました．"γ-GTP上昇＝アルコール"と考えがちですが，アルコール以外にもさまざまな疾患で上昇することがわかりますね．これらをアルコール摂取歴や内服歴，体重の増減などを聴取した後に，肝炎ウイルスや自己免疫疾患などを念頭に置いて血液検査を行うという流れで鑑別していくことになります．

　また，肝疾患で上昇しやすいASTやALTのほかに胆道系疾患で上昇しやすいALPなども確認しましょう．γ-GTPに加え，ALPも上昇していた際には薬物性肝障害や原発性胆汁性胆管炎など広い視野で肝胆道系疾患についても鑑別しましょう．画像検査も必要です．腹部エコー検査で脂肪肝，肝占拠性病変，胆管拡張の有無などを診ていきます．必要に応じてCT検査などを追加しましょう．この過程でおおむねγ-GTPが上昇する原因として可能性のある疾患と可能性の低い疾患に分けられます．

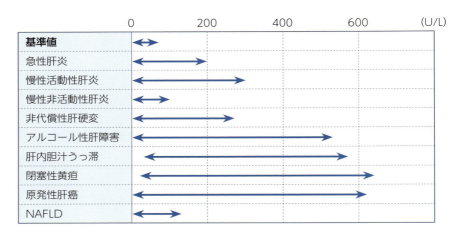

**図3** γ-GTPが上昇する疾患
文献3より改変して転載．
NAFLD：non-alcoholic fatty liver disease（非アルコール性脂肪性肝疾患）

## 2 γ-GTPと飲酒 ―その飲酒歴本当ですか？―

### 1) 飲酒でγ-GTPが上がりやすい

　飲酒によりγ-GTPが上昇することは皆さんよくご存じのことと思います．先ほど，γ-GTP上昇のメカニズムについて触れましたが，アルコールの場合，肝ミクロソーム内でのγ-GTPが誘導されるため，γ-GTPが上昇すると考えられています．

　余談ですが，健康診断の前日のみ断酒し，健康診断に備える方がいますよね．しかし，γ-GTPの半減期は7～10日といわれていますので，前日のみの断酒ではあまり効果がないかもしれません．

### 2) かくれ飲酒を見つけ出そう

　病歴聴取の際に「お酒はどのくらい飲みますか？」といった質問をしますよね．ですが患者さんが正直に申告しているとは限りません．患者さんはアルコール多飲が身体に悪いことは知っています．それゆえ，怒られるのではないか，お酒をやめろと言われるのではないかといった理由で，過小申告をする傾向にあります．人によっては，「お酒は一切飲んでいません」とまで言うかもしれません．するとわれわれは正しい診断にたどり着けない可能性もあります．そこで患者さんの申告が妥当なものなのか，ある程度推測しなければいけません．それを見破る簡単な方法は，家族の言葉です．同居している家族であれば，実際の飲酒量を教えてくれることでしょう．

　医師の視点からも真実を暴いてみましょう．アルコール性肝障害の場合，γ-GTP上昇以外にはどのような特徴があるでしょうか．酒皶などの特徴的な身体所見が出ている方もいますが，血液検査所見としてAST優位の肝逸脱酵素上昇，アミラーゼやIgAの上昇を伴うことがあります．また，アルコール摂取過多による葉酸欠乏から大球性の貧血を呈しま

す．これらの根拠をもって，ぜひ「本当に飲んでいませんか？」と真実を暴いてみてください．

## 3 γ-GTPとNAFLD/NASH
―隠れたリスクを評価してみよう―

### 1）NAFLD/NASHとは

図3で示した通り，γ-GTP上昇の原因の1つにNAFLD（non-alcoholic fatty liver disease：非アルコール性脂肪性肝疾患）があります．なぜNAFLDでγ-GTPが上昇するのでしょうか？非飲酒者によるγ-GTPの上昇は内臓脂肪蓄積や脂肪肝と相関し，肝臓におけるインスリン抵抗性を反映している可能性が示唆されており[4]，脂質や血糖など代謝因子が影響していると考えられています．またNAFLDのなかにはNASH（non-alcoholic steatohepatitis：非アルコール性脂肪性肝炎）とよばれる肝硬変や肝癌に進展する可能性のある病態も含まれます．どちらも脂肪肝なのにNASHと呼んだりNAFLDと呼んだり紛らわしいですよね．歴史を振り返ると，1980年にLudwigらが，非飲酒者でアルコール性肝炎に類似した病理所見を呈する20例を報告し，NASHと呼びました[5]．その後，1985年にSchaffnerらが，病態がほとんど進行しないNAFL（nonalcoholic fatty liver：非アルコール性脂肪肝）あるいは単純性脂肪肝（simple steatosis）から進行性で肝硬変や肝癌を発症しうるNASHまで含む広範な概念としてNAFLDを提唱しました[6]．病理でもNAFLとNASHの鑑別は判断に迷うことがありますので，NAFLDという「便利な病名」は現在広く使用されています．

### 2）NASHの診かた

でもNASHとNAFLの鑑別はとても大切です．それはNASHでは肝硬変や肝癌に進展する可能性や肝臓以外の合併症も多いからです．

NAFLD/NASHの診療ガイドライン[7]では，肝生検を行い，脂肪変性や炎症細胞の浸潤の程度，線維化の程度によって分類するとしています（図4）．しかしながら，NAFLDの全患者さんに肝生検を行うことは非現実的です．ですので，現在は肝生検に頼らないNASHの診断方法がさかんに研究されています．フェリチン，Ⅳ型コラーゲン7Sやインスリンを組み合わせたNAFIC score（表）は大変参考になる指標です．ほかにもHAIR scoreやNASH testなどもありますが，測定項目が多くなることが欠点です[7]．もっと簡便なマーカーを誰もが望むところですが，現時点ではNASHに特異的で確立されたバイオマーカーはありません．

ではNASHが疑われたら，どんなことに気を付けて診たらよいのでしょうか．最近の研究では肝線維化が肝臓の予後を決めると報告されています[8]．肝線維化の指標となるM2BPGiやFIB-4 indexの値も参考になります．またMRエラストグラフィーなど生体機能検査で肝臓の硬さを評価できる施設も増えています．次に悪性疾患を除外する必要があ

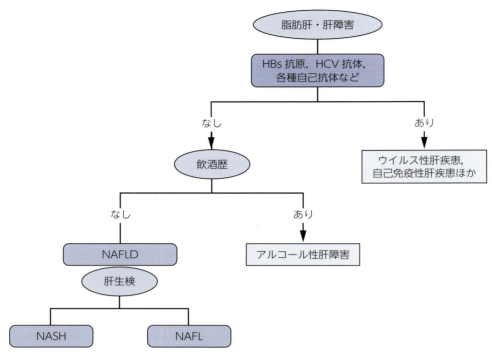

**図4 NAFLD/NASH診断フローチャート**
注：HCV抗体陽性例は，HCV-RNAを測定してC型慢性肝炎・肝硬変を鑑別する．
注：NAFLD/NASHと自己免疫性肝炎の鑑別は，困難なことがある．
「日本消化器病学会：NAFLD/NASH診療ガイドライン2014, xvii, 2014, 南江堂」より許諾を得て転載．

**表 NAFIC score**

| 検査項目 | カットオフ値 | スコア |
|---|---|---|
| フェリチン | 男性≧300 ng/mL<br>女性＞200 ng/mL | 1 |
| インスリン | ≧10 μU/mL | 1 |
| Ⅳ型コラーゲン7S | ≧5.0 ng/mL | 1 |

2点以上ならNASHの可能性が高い．
文献10を参考に作成．

ります．近年ウイルス性肝炎以外が原因の肝癌が増加しています．肝癌の初期には全く症状がありませんので，エコーやCTなどで定期フォローすることが重要です．

### 3）NAFLDに隠れた心血管イベントのリスクを見つけだそう

さて皆さんはNAFLD患者さんの最大の死因は何だと思いますか．肝癌でしょうか？ 答えは心血管イベントです．つまりNAFLDの方を診たら肝臓の診療のみで終わらず，「心血管イベントを予防してやるぞ」という意気込みで患者さんを診ていただきたいのです．

γ-GTP上昇だけでも心血管イベントリスクが高くなります[8]．当然γ-GTPが上昇しているNAFLD患者は心血管イベントリスクが高くなります．脂質代謝異常症や糖尿病も併発しているなら，なおさらです．全身を診て心血管イベントのリスクが高い場合には，それに対するアプローチも忘れずに行ってください．それがレジデントとして幅広い知識をもつきっかけになるはずです．

>  **ここがポイント**
> 単に脂肪肝という診断だけで終わらない．脂肪肝の背後にはさまざまなリスクが隠れている！

## おわりに

γ-GTP上昇はアルコールの影響と決めつけず，NAFLD/NASHの可能性，さらには心血管疾患や悪性腫瘍のリスクが潜んでいることを忘れないようにしましょう．

### 引用文献

1) 稲田 裕，角田圭雄：γGTP/ALP異常の診かた．「特集 内科医のための肝臓・胆道系機能異常の診断と治療」，診断と治療，98：737-741，2010
2) 「臨床検査ガイド2015」（Medical Practice編集委員会/編），pp135-136，文光堂，2015
3) 「異常値の出るメカニズム 第6版」（河合 忠，他/編），pp245-248，医学書院，2013
4) Perry IJ, et al：Prospective study of serum γ-glutamyltransferase and risk of NIDDM. Diabetes Care, 21：732-737, 1998
5) Ludwig J, et al：Nonalcoholic steatohepatitis：Mayo Clinic experiences with a hitherto unnamed disease. Mayo Clin Proc, 55：434-438, 1980
6) Schaffner F, et al：Non-alcoholic fatty liver.「Bockus Gastroenterology, 4th ed」（Berk JE, et al, eds），pp3049-3061, Saunders, 1985
7) 「NAFLD/NASH診療ガイドライン2014」（日本消化器病学会/編），南江堂，2014
8) Kunutsor SK, et al：Liver enzymes and risk of cardiovascular disease in the general population：a meta-analysis of prospective cohort studies. Atherosclerosis, 236：7-17, 2014
9) 一般社団法人 日本肝臓学会：
http://www.jsh.or.jp/index.html
10) 角田圭雄，他：NASH拾い上げのための簡便なスコアリングシステム（NAFIC score）の提案．肝臓，49：279-281, 2008

### Profile

**五家里栄**(Rie Goka)

日光市民病院 内科
自治医科大学附属病院 消化器・肝臓内科
自治医科大学を卒業．消化器内科を専攻し，現在は一般内科として国際観光都市である日光市の地域医療に従事しています．研修医時代にお世話になったレジデントノートを書かせていただく機会をいただき，とても感動しています．毎日を大切に，楽しくお仕事していきたいと思っています．

**三浦光一**(Kouichi Miura)

自治医科大学附属病院 消化器・肝臓内科
自治医科大学を卒業後，出身県である秋田県で僻地医療を実践する．海外留学後はNAFLD/NASHの臨床とモデル動物を用いてその分子メカニズム解明に取り組んでいる．

**礒田憲夫**(Norio Isoda)

自治医科大学附属病院 消化器・肝臓内科 教授

特集　肝機能検査、いつもの読み方を見直そう！

# 薬物性肝障害の診断のコツ
ほかの肝障害とどう鑑別すればいいの？

田中　篤

① 薬物性肝障害は肝細胞障害型，胆汁うっ滞型，混合型に分類される
② 抗菌薬や精神・神経科用薬だけではなく漢方薬，健康食品・自然食品でも起こりうる
③ 治療は被疑薬の投与を中止することが大原則である
④ 診断には確実な診断指針や基準は存在せず，病歴聴取などから原因を丁寧に除外する総合的な診断を必要とする

## はじめに

　薬物性肝障害（drug-induced liver injury：DILI）は稀ならず遭遇する薬物の副作用です．診断のためには，肝障害をきたしうるほかの原因を丁寧に除外すること，原因となりうる薬物およびその服用時期を詳細に聴取することが重要です．薬物リンパ球刺激試験（drug-induced lymphocyte stimulation test：DLST）の結果は参考となりますが，確実なものではありません．治療方針としては被疑薬（原因となっている可能性のある薬物）の投与を中止することが大原則で，多くは薬物の中止だけで軽快しますが，なかには重症化する症例もみられます．患者さんにはその後の被疑薬の服用は避けるよう説明する必要があります．

## 1　DILIの病態

　DILIはAST/ALT上昇が主となる肝細胞障害型，ALP/γ-GTP上昇が主の胆汁うっ滞型，および両者が混在した混合型に分類されます．原因としては抗菌薬，解熱鎮痛薬，精神・神経科用薬が多くなっていますが，漢方薬や健康食品・自然食品によるものも少なくあり

ません．外用薬でも起こることがあります．
　DILIの発症機序は，用量依存性で予測可能な中毒性と，用量非依存性で予測不可能な個体の特異体質によるものとに大別されます．代表的な中毒性のDILIとしてアセトアミノフェンによるものがあげられますがこれは例外的で，大半のDILIは後者の機序によります．後者はさらにアレルギー性と代謝性に分類されます．近年の研究ではDILIの発症機序はこれほど単純ではないことが明らかになっていますが，DILIを大まかに理解するためには有用な概念です．なお，薬事法にもとづき，DILIと診断した場合には，直接，あるいは所属する施設の薬剤部を通じ，事例を厚生労働省へ報告する義務がありますのでお忘れなきよう．

## 2 被疑薬の推移

　やや古いデータにはなりますが，2008年の第44回日本肝臓学会において，1997年〜2006年に発症したDILI 879例の原因薬物が国内29施設から集計されました（図）[1]．これによれば，最もDILIの発症が高頻度なのは抗菌薬であり（全体の14％），続いて精神・神経科用薬（10％）ですが，健康食品・漢方薬がそれぞれ10％・7％と報告されています．この調査では対象期間を前期（1997〜2001年）および後期（2002年〜2006年）に分け，それぞれにおける被疑薬の頻度をも検討していますが，健康食品・漢方薬それぞれによるDILIは前期では8.1％・6.1％であったのに対し，後期では11.1％・7.5％に増加

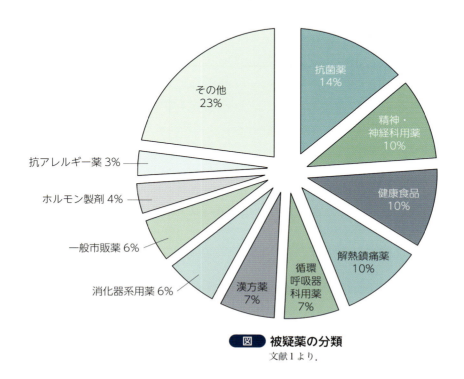

**図　被疑薬の分類**
文献1より．

しています[1]．この原因は明確にはなっていませんが，近年健康食品の使用頻度が増加していることに加えて，当時，中国産やせ薬による重症肝炎[2]の報道が相次ぎ，健康食品や漢方薬でもDILIが発症しうるという認識が広まったことが関係していると推定されています．健康食品や漢方薬によるDILIと，ほかの薬物による肝障害との比較では，前者の方が女性に多い，投与期間が長い，肝細胞障害型のDILIが有意に多い，またDLSTの陽性率が高い（健康食品のみ）という特徴の違いがみられます[1]．

## 3 DILIの診断

DILIを確実に診断するバイオマーカー，つまりこれが陽性であればDILIであると診断できるような検査は存在しないため，総合的な判断が必要になります．ポイントは2つあります．

> **ここがポイント**
> ① まず，肝障害を起こした症例に遭遇したとき，ウイルス性肝炎，自己免疫性肝疾患，脂肪性肝疾患など，肝障害をきたしうるほかの原因を丁寧に除外する
> ② 次いで，ほかの原因が除外されDILIの可能性が考えられる場合，原因となりうる薬物（処方薬・OTC薬，漢方薬，自然・健康食品，サプリメントなど）とその服用時期とを詳細に聴取し，肝障害発症との時間的関係を確認する

しかし，複数の薬物が投与されている場合やほかの原因が存在する場合など，診断に迷うことが少なくありません．2004年にDILI診断のためのスコアリングシステム（表1）が提唱され[3]，現在日常臨床において広く用いられていますが，このスコアリングシステムは肝疾患を専門としない医師に対して使用が推奨されており，最終的な診断は肝臓専門医の判断に委ねるという姿勢をとっています．言い換えれば，DILIの診断において確実な診断指針や基準は存在せず，経験のある医師の判断に勝るものはないというのが現状，ということです．

ちなみに，被疑薬を再投与し，もしまた肝障害が生ずればこの薬物が原因であると確定できる，という確定診断を目的とした被疑薬の再投与が行われることがかつてありました．しかし，原因となった薬物を再投与すると前回よりも肝障害が悪化する危険性があることから，これは禁忌とされており，行ってはいけません．なお，DILIに特徴的な病理組織像は存在せず，4のようにほかの原因を除外する目的でない限り肝生検を行う意義はないと考えられています．

**表1　DDW-J 2004　薬物性肝障害ワークショップのスコアリング**

| | 肝細胞障害型 | | 胆汁うっ滞または混合型 | | スコア |
|---|---|---|---|---|---|
| 1. 発症までの期間[*1] | 初回投与 | 再投与 | 初回投与 | 再投与 | |
| **a. 投与中の発症の場合** | | | | | |
| 　投与開始からの日数 | 5〜90日 | 1〜15日 | 5〜90日 | 1〜90日 | +2 |
| | <5日, >90日 | >15日 | <5日, >90日 | >90日 | +1 |
| **b. 投与中止後の発症の場合** | | | | | |
| 　投与中止後の日数 | 15日以内 | 15日以内 | 30日以内 | 30日以内 | +1 |
| | >15日 | >15日 | >30日 | >30日 | 0 |
| 2. 経過 | ALTのピーク値と正常上限との差 | | ALPのピーク値と正常上限との差 | | |
| 投与中止後のデータ | 8日以内に50％以上の減少 | | （該当なし） | | +3 |
| | 30日以内に50％以上の減少 | | 180日以内に50％以上の減少 | | +2 |
| | （該当なし） | | 180日以内に50％未満の減少 | | +1 |
| | 不明または30日以内に50％未満の減少 | | 不変，上昇，不明 | | 0 |
| | 30日後も50％未満の減少か再上昇 | | （該当なし） | | -2 |
| 投与続行および不明 | | | | | 0 |
| 3. 危険因子 | 肝細胞障害型 | | 胆汁うっ滞または混合型 | | |
| | 飲酒あり | | 飲酒または妊娠あり | | +1 |
| | 飲酒なし | | 飲酒，妊娠なし | | 0 |
| 4. 薬物以外の原因の有無[*2] | カテゴリー1, 2がすべて除外 | | | | +2 |
| | カテゴリー1で6項目すべて除外 | | | | +1 |
| | カテゴリー1で4つか5つが除外 | | | | 0 |
| | カテゴリー1の除外が3つ以下 | | | | -2 |
| | 薬物以外の原因が濃厚 | | | | -3 |
| 5. 過去の肝障害の報告 | | | | | |
| 過去の報告あり，もしくは添付文書に記載あり | | | | | +1 |
| なし | | | | | 0 |
| 6. 好酸球増多（6％以上） | | | | | |
| あり | | | | | +1 |
| なし | | | | | 0 |
| 7. DLST | | | | | |
| 陽性 | | | | | +2 |
| 擬陽性 | | | | | +1 |
| 陰性および未施行 | | | | | 0 |
| 8. 偶然の再投与が行われたときの反応 | 肝細胞障害型 | | 胆汁うっ滞または混合型 | | |
| 単独再投与 | ALT倍増 | | ALP（T-Bil）倍増 | | +3 |
| 初回肝障害時の併用薬とともに再投与 | ALT倍増 | | ALP（T-Bil）倍増 | | +1 |
| 初回肝障害時と同じ条件で再投与 | ALT増加するも正常域 | | ALP（T-Bil）増加するも正常域 | | -2 |
| 偶然の再投与なし，または判断不能 | | | | | 0 |
| | | | | 総スコア | |

[*1] 薬物投与前に発症した場合は「関係なし」，発症までの経過が不明の場合は「記載不十分」と判断して，スコアリングの対象としない．投与中の発症か，投与中止後の発症かにより，aまたはbどちらかのスコアを使用する．

[*2] カテゴリー1：HAV, HBV, HCV, 胆道疾患（US），アルコール，ショック肝．カテゴリー2：CMV, EBV．ウイルスはIgM HA抗体，HBs抗原，HCV抗体，IgM CMV抗体，IgM EB VCA抗体で判断する．

太字は，DDV-J 2002シンポジウム案の改訂部分を示す．

判定基準：総スコア2点以下：可能性が低い．3, 4点：可能性あり．5点以上：可能性が高い．

文献3より引用．

## 4 鑑別疾患

　　DILIの鑑別疾患として実臨床上最も問題になるのは，自己免疫性肝炎と急性胆管炎です．

### 1) 自己免疫性肝炎

　　自己免疫性肝炎は通常緩徐に経過し，慢性肝炎として診断されますが，ときに急性肝炎様に発症することがあります．この場合，抗核抗体やIgG上昇といった特徴的なマーカーを欠くことが多く，DILIとの鑑別が困難な場合があります．このような場合にはすみやかに肝生検を行い，病理組織上，自己免疫性肝炎の可能性がないかどうか鑑別する必要があります．しかし，残念なことに抗核抗体陰性，血清IgGが基準値範囲内だからといって安易にDILIと考え，被疑薬の中止だけを指示しこれでよくなると即断して漫然と経過をみているうちにどんどん肝障害が悪化し，肝不全へ陥ってしまうケースが今でもあります．

### 2) 急性胆管炎

　　もう1つ，鑑別が難しいのが急性胆管炎です．急性胆管炎は典型例では発熱・黄疸・腹痛がみられることはよく知られていますが，高齢者などではこれらの症状を欠き，ほとんど無症状のまま肝障害だけが前面に出て，DILIと誤診されることがあります．肝障害だけをみるとDILIと急性胆管炎とは区別がつきにくいのです．この場合も，DILIと考えてしまうと被疑薬を中止するだけで治療は行わないことが多く，胆管炎が悪化してしまいます．もちろん，急性胆管炎との鑑別には腹部エコー検査や腹部CTなど画像検査を行ってください．

## 5 薬物リンパ球刺激試験（DLST）の落とし穴

　　また，DILIの診断においてよく誤解されるのが薬物リンパ球刺激試験（DLST）の位置づけです．これはDILIを疑った場合しばしば行われる検査で，「DLSTが陽性であれば因果関係は確実」というように，DILI診断のgold standardと誤解される場合さえあります．DILIの結果を解釈する際に注意すべき点がスコアリングシステム使用マニュアルにまとめられています（表2）．

　　そもそも，DLSTは患者さんから採取したリンパ球に薬物そのものを添加し，薬物無添加の場合とリンパ球の増殖の程度を比較して，患者さんのリンパ球の増殖が強ければ陽性と判定するという試験です．したがって，DLSTが有効なのはDILIのメカニズムがアレルギー性である場合に限られますが，アレルギーによるDILIの頻度はさほど高いものではなく，多くの症例では代謝性であり，DLSTは有効ではないのです．またアレルギー性であっても薬物そのものではなく中間代謝物がハプテンとなって免疫原性を有していることも少なからずあり，この場合もDLSTは陰性となります．

　　さらに，肝障害を起こした直後にリンパ球を採取しDLSTを行うと，血清中にまだ薬物

**表2 DLST成績の解釈上注意すべき事項**

| 1 | controlのCPMが低いときは参考データに留める |
|---|---|
| 2 | 薬物そのものではなく，薬物製剤の添付されたものが原因となることがある |
| 3 | 免疫抑制薬，副腎皮質ステロイド薬使用患者は偽陰性となることがある |
| 4 | 肝炎極期には偽陰性となることがある．肝炎回復期初期の施行を推奨する |
| 5 | 薬物の中間代謝物が抗原となる場合は偽陰性となることがある |
| 6 | biological modifierを含め，偽陽性となる薬物が存在する |

文献3より引用．
CPM：count per minute．

が残存していることがあるため，本来薬物を含有していないはずの対照群でもリンパ球が増殖してしまい，その結果陰性となってしまう可能性もあります．このため，**DLSTを行う時期は肝障害の極期ではなく，ある程度軽快した回復期に行うことが望ましいのです．**そのほか偽陰性となる原因として，採取したリンパ球の活性が低い場合，薬物そのものではなく基材が原因物質となっている場合，免疫抑制薬が同時に投与されている場合があります．

一方，案外知られていないのがDLSTが偽陰性だけではなく，偽陽性となる場合がありうるという事実です．薬物のなかにはbiological modifierとしてもともとリンパ球を増殖させうるものが存在しますが，こういう薬物はたとえ肝障害との関連がなくともDLST陽性となってしまいます．事実，検査会社の報告をまとめてみると，市販されている薬物のなかには明らかに「DLST陽性になりやすい」薬物が存在します．

以上のようなDLSTの特徴を熟知したうえで，検査結果を適切に解釈するようにしてください．

## 6 DILIの治療方針

### 1）被疑薬の中止と経過観察

はじめに述べたようにDILIでは被疑薬の投与を中止することが大原則で，多くは薬物の中止だけで軽快します．中止のみで軽快したという経過によって被疑薬と肝障害の因果関係が確定する場合がありますので，可能であれば無治療で経過観察することが望ましいのですが，重症化の徴候には十分注意を払ってください．複数の薬物が投与されており，かつ肝障害が比較的軽症の場合は，原因薬物を確定するため，過去の副作用報告などを参考として可能性の高い薬物から順に中止していきますが，肝障害が中等症から重症の場合には中止可能な薬物はすべて同時に中止する必要があります．中止できない薬物の場合は投与を継続しつつ慎重に経過を観察しますが，重症化する場合にはやはり中止すべきです．

## 2）治療介入

　また，軽症例では薬物の中止のみで軽快するため治療は不要です．被疑薬を中止したにもかかわらず肝酵素の低下がみられない場合や，いったん低下しても再上昇する場合は，まず自己免疫性肝炎などDILI以外の原因が存在する可能性を念頭に置き，肝生検も含めた再精査を行ってください．それでもほかの原因が同定できない場合は肝庇護薬が投与されますが，エビデンスに基づくものではありません．

　最近の全国調査ではDILIは急性肝不全の約15％を占めています．肝酵素上昇が改善しない場合は注意深く経過を観察し，プロトロンビン時間の高度延長や黄疸の増悪など急性肝不全の発症が懸念される場合には，すみやかに人工肝補助および肝移植の対応が可能な施設への転送を検討してください．肝予備能が悪化しているにもかかわらず，肝庇護薬を漫然と投与し続けるようなことはあってはなりません．

　なお，アセトアミノフェンによる中毒性肝障害ではN-アセチルシステインを経口投与します．経口投与が困難な場合には胃管または十二指腸管から投与する必要があります．

## 3）患者さんへの説明

　さらに，患者さんには，被疑薬を再度服用すると重篤な肝障害が生ずる恐れがあるため，今後被疑薬の服用は避け，医療機関を受診する際にも医師に被疑薬の名称を伝えるよう説明する必要があります．薬局でOTC薬を購入する際も被疑薬の成分が入ったものを購入しないよう理解していただくことが大事です．

### ■ 引用文献

1）堀池典生，他：集計　薬物性肝障害の実態？ －全国集計－．「薬物性肝障害の実態」（恩地森一/監，滝川 一，他/編），pp1-10，中外医学社，2008
2）佐田通夫，他：痩せ薬・健康食品による薬物性肝障害2次全国調査集計結果（日本肝臓学会主催）．肝臓，45：96-108，2004
3）滝川 一，他：DDW-J 2004ワークショップ薬物性肝障害診断基準の提案．肝臓，46：85-90，2005

### Profile

田中　篤（Atsushi Tanaka）
帝京大学医学部 内科学講座

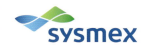

## M2BPGiは、肝臓の線維化ステージの進展を反映する糖鎖マーカーです。
～糖鎖マーカーを用いた肝臓の線維化検査技術をはじめて実用化～

Mac-2結合蛋白（M2BP）糖鎖修飾異性体キット
# HISCL™ M2BPGi™ 試薬

体外診断用医薬品製造販売承認番号：
22500AMX01930000

**使用目的** 血清中のMac-2 Binding Protein（M2BP）糖鎖修飾異性体の測定
（肝臓の線維化進展の診断の補助）

HISCL M2BPGi試薬は、レクチンを用いて肝線維化の進行と相関性が高い変化した糖鎖構造 Mac-2 Binding Protein糖鎖修飾異性体（M2BPGi）を捉え、化学発光酵素免疫反応によりM2BPGi量に応じた発光強度を測定します。

### ● 糖タンパク質（M2BP）の糖鎖構造は、肝線維化の進展に伴い変化します。

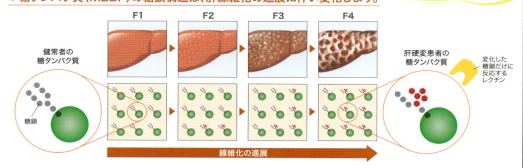

### ● 肝線維化の進展に伴い糖鎖構造が変化したM2BPGiは、肝線維化ステージの進展の程度を反映します。

肝線維化の状態別（健常人、並びに肝線維化ステージF0F1～F4）にHISCL M2BPGiの測定結果（C.O.I.）を比較した結果、C.O.I.は健常人では低値であり、**肝線維化ステージの上昇の程度に伴い有意に高値になる**ことが示されました。

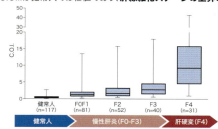

肝臓の線維化ステージとC.O.I.との関係[1]

**Wilcoxon Rank Sum Test**[1]

| | |
|---|---|
| P<0.001（健常人 vs F0F1） | P<0.001（健常人 vs F2） |
| P<0.001（健常人 vs F3） | P<0.001（健常人 vs F4） |
| P=0.026（F0F1 vs F2） | P<0.001（F0F1 vs F3） |
| P<0.001（F0F1 vs F4） | P=0.009（F2 vs F3） |
| P<0.001（F2 vs F4） | P<0.001（F3 vs F4） |
| 統計的有意差（ANOVA） | P<0.001 |

※上記はC型慢性肝炎患者におけるデータです。
※肝臓の線維化を引き起こす原疾患により判定結果に影響を与える場合がありますので、測定結果に基づく診断は他の関連検査及び臨床症状により総合的に判断してください。詳細はHISCL M2BPGi試薬添付文書に記載の判定上の注意をご参照ください。

1）HISCL M2BPGi試薬の承認申請保管資料

**製造販売元**
**シスメックス株式会社**
本　　社　神戸市中央区脇浜海岸通1-5-1 〒651-0073
www.sysmex.co.jp

特集　肝機能検査、いつもの読み方を見直そう！

# 肝線維化マーカーはどう使えばいいの？

玉城信治，黒崎雅之

①血小板数は日常臨床で最も簡単に肝線維化を予測することができる
②M2BPGiが新たな肝線維化マーカーとして測定可能となり，簡便に測定でき，診断精度が高いことから広く普及してきている
③M2BPGiのカットオフ値が肝疾患によって異なるため解釈に注意が必要である

## はじめに

　慢性肝疾患において肝線維化を正しく評価することは臨床上きわめて重要です．慢性肝疾患は，初期の肝炎から肝線維化の進行を認め肝硬変へと徐々に進展をきたします．肝硬変へと進展すると肝癌の発生率が上昇し，腹水，黄疸，肝性脳症，食道静脈瘤などの肝不全に伴う合併症をきたします．

　肝炎に対する治療適応の判断や合併症の検索のために肝線維化の評価を行うことはやはり重要です．肝線維化評価のgolden standardは肝生検によってなされますが，肝生検での診断には疼痛や出血などのリスクを伴うため容易に行うことは困難です．また近年合併症を複数抱えたご高齢の患者さんが多いため，肝生検を行うことができない患者さんも増えています．そこで近年，肝生検にかわる診断法として，画像検査や血液検査を用いたさまざまな非侵襲的な肝線維化診断法が開発されてきています．

## 1　画像検査による非侵襲的肝線維化診断

　画像検査を用いた非侵襲的肝線維化診断法として，エコーおよびMRIを用いた手法が開発・実用化されています．肝線維化進展に伴って肝臓が硬くなってくることが知られてお

り，いずれの方法も肝臓の硬さ（肝硬度）を測定する手法になります．ここでは代表してMRIを用いたMRエラストグラフィについて解説します．

## ● MRエラストグラフィ

　MRエラストグラフィは肝硬度を測定・算出し，カラーイメージで表示することで視覚的に肝線維化の進展を把握することができます．図1は肝線維化ステージごとの代表的なMRエラストグラフィの画像を示しています．肝臓がやわらかいところは青く，硬いところは赤く表示され，肝線維化が進展するにしたがって徐々に青〜緑〜黄〜赤と変化しているのを視覚的に確認できます．当院でMRエラストグラフィによって肝硬度を測定し肝生検を施行した576例では，病理学的な肝線維化ステージと肝硬度を比較したとき，F1／F2／F3／F4においてそれぞれ肝硬度は3.2／3.8／5.2／7.4 KPaと肝線維化ステージの進展にしたがって上昇することが明らかとなりました（図2）．さまざまな非侵襲的肝線維化診断法が開発されていますが，MRエラストグラフィは肝臓全体の硬さを反映するため精度がきわめて高いと考えられており，肝生検に代わる手法として注目されています．

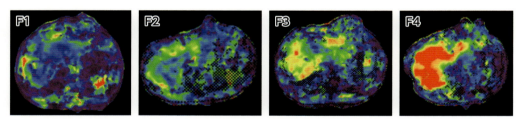

**図1** 肝線維化ステージごとの代表的なMRエラストグラフィ

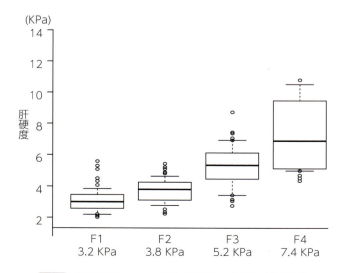

**図2** 肝線維化ステージと肝硬度の相関（自験例）

## 2 血液検査による非侵襲的肝線維化診断

### 1) 血小板[1]

　　従来から慢性肝炎の病態進展にともなって血小板数が減少してくることが広く知られています．特にC型慢性肝炎では肝線維化ステージと血小板数が強い相関を示します．肝硬変まで進展すると血小板数が10万/μL以下となり線維化の進展を予測することができます．ほかの慢性肝疾患でも病態の進展に伴って血小板数は減少する傾向があり，最も簡便に予測を行うことができます．しかしB型慢性肝炎や，近年増加している非アルコール性脂肪性肝炎による肝硬変の予測をするカットオフ値は15万/μL程度といわれており，C型慢性肝炎とは値が異なることに注意する必要があります．

### 2) FIB-4 index

　　FIB-4 indexは年齢，血小板，AST，ALTから算出される線維化予測値です[2]．

> FIB-4 index =
> 〔年齢×AST (IU/L)〕/〔血小板数 (10⁹/L)〕×〔ALT (IU/L)$^{1/2}$〕

　　いずれも日常臨床で測定される項目のみであるため，追加の検査もいらず，非常に簡便に算出することができ，またその高い精度が知られています．肝線維化進展にしたがってFIB-4 indexも上昇し，FIB-4 index：3.25が肝硬変のカットオフ値といわれています[2]．そのほかの予測式による肝線維化診断の試みはさまざま行われていますが，特殊な検査項目の組み合わせであることが多く，算出が困難であるため，一般内科臨床のみならず，肝臓専門医の診療においてもFIB-4 indexが予測マーカーとして広く用いられています．

### 3) 肝線維化マーカー

#### ❶ ヒアルロン酸，Ⅳ型コラーゲン7S，プロコラーゲンⅢペプチド

　　肝線維化マーカーとして，ヒアルロン酸，Ⅳ型コラーゲン7S，プロコラーゲンⅢペプチドなどが保険収載され，臨床に用いることができます．

　　ヒアルロン酸は肝臓の類洞内皮細胞に取り込まれ代謝されますが，肝線維化進展に伴い産生が増加し，また類洞内皮細胞障害のためヒアルロン酸が増加します．このためヒアルロン酸は肝線維化と相関します．

　　Ⅳ型コラーゲンは基底膜を構成します．正常の肝臓の類洞には基底膜は存在しませんが，肝線維化進展に伴って基底膜の増生が起こり，Ⅳ型コラーゲン分子の一領域であるⅣ型コラーゲン7Sが上昇するといわれています．

　　プロコラーゲンⅢペプチドはコラーゲンが産生される際に切り離されるプロコラーゲンの末端ペプチドです．したがって線維化の進展にともないコラーゲン産生が増加するにしたがってプロコラーゲンⅢペプチドが増加します．

　　これらは従来から肝線維化マーカーとして広く用いられていますが，MRエラストグラフィや後述するM2BPGiなどと比較すると単独での線維化予測の感度・特異度はやや劣る

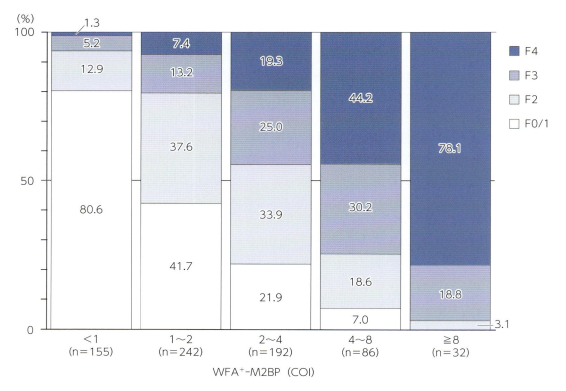

**図3** C型慢性肝炎におけるWFA⁺-M2BPと肝線維化ステージの関係
WFA⁺-M2BP：wisteria floribunda agglutinin-positive human Mac-2-binding protein（Mac-2結合タンパク糖鎖修飾異性体）
COI：cutoff index（カットオフ指数）
文献4より引用.

と考えられており，組み合わせによる診断が試みられています．

## ❷ M2BPGi（WFA⁺-M2BP）

　M2BPGi（Mac-2 binding protein glycosylation isomer：Mac-2結合タンパク糖鎖修飾異性体）は本邦で開発，実用化された新たな肝線維化マーカーです[3]．2015年1月から保険収載され，外来において17分で測定することができます．多くの血液検査は血液中のタンパク質の量を測定し，その量の変化で病気の診断を行いますが，一方のM2BPGiはタンパク質上の糖鎖構造の変化を検出する検査です．タンパク質上には通常さまざまな糖鎖が結合していますが，病態の変化に伴って糖鎖構造が変化することが知られています．Mac-2結合タンパクそのもののタンパク質量の測定では肝線維化と十分な相関はありませんが，線維化進展に伴い，糖鎖構造の変化したMac-2結合タンパク（M2BPGi）が肝線維化と良好な相関があることが判明し，実用化に至りました．

　C型慢性肝炎において肝硬変のカットオフ値はM2BPGi：4といわれています（**図3**）[4]．しかしM2BPGiの検査値の解釈には注意すべき点があります．C型慢性肝炎とそのほかの肝炎〔B型慢性肝炎やNAFLD（non-alcoholic fatty liver disease：非アルコール性脂肪

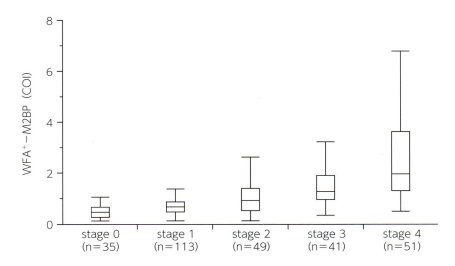

**図4 NAFLDにおける肝線維化ステージとWFA⁺-M2BPの相関**
文献5より引用.

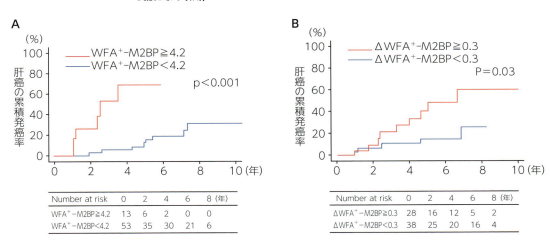

**図5 WFA⁺-M2BPと肝発癌の相関**
A) WFA⁺-M2BPの値ごとの累積発癌率.
B) WFA⁺-M2BPの変化量ごとの累積発癌率.
文献6より引用.

性肝疾患）］ではカットオフ値が異なります．C型慢性肝炎と比較し，そのほかの肝疾患ではM2BPGiは低値となり，NAFLDにおける肝硬変のカットオフ値はM2BPGi：1.5前後といわれています（図4）[5]．またC型慢性肝炎において内服薬などでウイルスの排除に成功するとM2BPGiはすみやかに低下し，ほかの肝疾患と同等のカットオフ値となります．

　肝線維化を予測する臨床的な大きな意義の1つは肝発癌を予測することにあります．C型慢性肝炎においてM2BPGiを測定することで肝発癌を予測することができるか検討すると，やはりM2BPGi高値においてその後の発癌率が高いことが明らかとなりました（図5A）[6]．また血清マーカーの利点の1つはくり返し何度も測定できることにあります．

すなわち経時的な計測によって，1時点のみでの肝線維化診断でなく，病態の変化を把握することができます．経時的なM2BPGiの変化とその後の発癌率を検討すると，M2BPGiが経時的に増加している患者さん，すなわち線維化が悪化していると考えられる患者さんでその後の発癌率が高いことが明らかとなりました（図5B）[6]．このような点もM2BPGiの大きな利点と考えられます．

### 引用文献

1）「慢性肝炎・肝硬変の診療ガイド2016」（日本肝臓学会／編），文光堂，2016
2）Sterling RK, et al：Development of a simple noninvasive index to predict significant fibrosis in patients with HIV/HCV coinfection. Hepatology, 43：1317-1325, 2006
3）Kuno A, et al：A serum "sweet-doughnut" protein facilitates fibrosis evaluation and therapy assessment in patients with viral hepatitis. Sci Rep, 3：1065, 2013
4）Yamasaki K, et al：Elevated serum levels of Wisteria floribunda agglutinin-positive human Mac-2 binding protein predict the development of hepatocellular carcinoma in hepatitis C patients. Hepatology, 60：1563-1570, 2014
5）Abe M, et al：Association between Wisteria floribunda agglutinin-positive Mac-2 binding protein and the fibrosis stage of non-alcoholic fatty liver disease. J Gastroenterol, 50：776-784, 2015
6）Tamaki N, et al：Wisteria floribunda agglutinin positive human Mac-2-binding protein as a predictor of hepatocellular carcinoma development in chronic hepatitis C patients. Hepatol Res, 45：E82-88, 2015

#### Profile

**玉城信治**（Nobuharu Tamaki）
武蔵野赤十字病院 消化器科

**黒崎雅之**（Masayuki Kurosaki）
武蔵野赤十字病院 消化器科

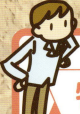

# レジデントノート
## 特集関連バックナンバーのご紹介

### 2014年7月号（Vol.16 No.6）
**血液検査の悩みや疑問、解決します！**
検査適応から結果の解釈まで、
数値だけにとらわれない
総合的な考え方

神田善伸／編

定価 2,000円＋税
ISBN 978-4-7581-1535-3

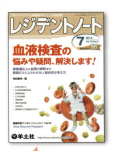

- 基本的な内容を復習できて良かったです．また、特集の題名があいうえお順でひねりがあり、とても面白かったです．
- 広範な血液検査の項目をまとめてあり非常にわかりやすかったです．

### 増刊2013年8月発行（Vol.15 No.8）
**消化器診療の疑問、これで納得！**
外来・病棟・当直での初期対応や
鑑別診断から検査・画像・
薬物治療まで、
よくある悩みに答えます

花田敬士／編

定価 4,500円＋税
ISBN 978-4-7581-0553-8

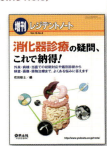

- Q&A形式により具体的な診療の状況をイメージして読めました．
- 濃い内容を1テーマ2, 3分で読めるので診療の合間に読むのに最適でした．

### 増刊2016年8月発行（Vol.18 No.8）
**もっと診断に直結する！
検査の選び方、活かし方 Update**
臨床の疑問を解決し、
賢く検査を使いこなす！

野口善令／編

定価 4,500円＋税
ISBN 978-4-7581-1573-5

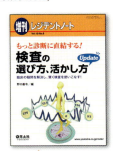

- 検査はよくわからず出すこともあったので、本当にためになりました．解釈の仕方もわかりやすかったです．
- 痒いところに手が届く構成で、最新のEvidenceのupdateになりました．

### 2017年7月号（Vol.19 No.6）
**尿検査を活用しよう**
検体を正しく扱い、色や尿沈渣
などから情報を読み解き、
より早く・正確な診療ができる！

髙岸勝繁，上田剛士／編

定価 2,000円＋税
ISBN 978-4-7581-1589-6

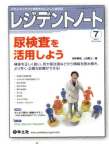

- 早朝尿やカテ尿など、採尿状況により検査の信頼度が異なることをイラストや論文ベースでわかりやすく記載してあり、大変勉強になった．
- どれも非常に詳しく、エビデンスに基づいて記載してあった点が、とても興味深かったです．

**特集とあわせてご利用ください！**

詳細は www.yodosha.co.jp/rnote/index.html
最新情報もチェック 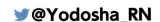 residentnote　@Yodosha_RN

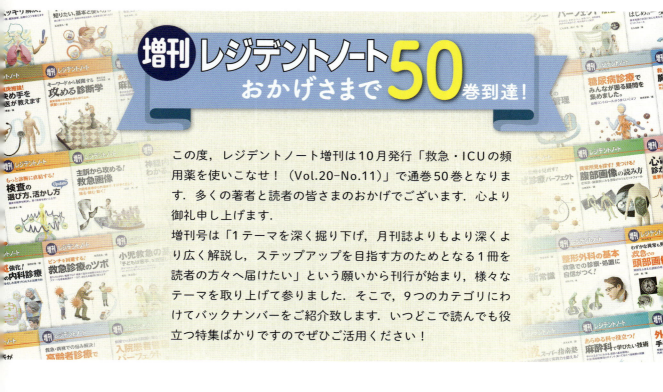

# 増刊 レジデントノート おかげさまで50巻到達！

この度，レジデントノート増刊は10月発行「救急・ICUの頻用薬を使いこなせ！（Vol.20-No.11）」で通巻50巻となります．多くの著者と読者の皆さまのおかげでございます．心より御礼申し上げます．

増刊号は「1テーマを深く掘り下げ，月刊誌よりもより深くより広く解説し，ステップアップを目指す方のためとなる1冊を読者の方々へ届けたい」という願いから刊行が始まり，様々なテーマを取り上げて参りました．そこで，9つのカテゴリにわけてバックナンバーをご紹介致します．いつどこで読んでも役立つ特集ばかりですのでぜひご活用ください．

## 次のローテート先にいく前に読む！

### 内科系

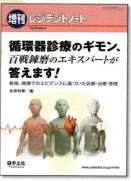

Vol.20-No.5
定価 4,700円＋税

現場でよく出合う循環器診療の疑問にエキスパートが熱く答える！

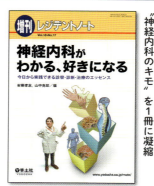

Vol.18-No.17
定価 4,700円＋税

自信をもって診療できる！"神経内科のキモ"を1冊に凝縮

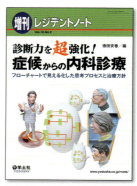

Vol.19-No.2
定価 4,700円＋税

ベテラン医師の"思考プロセス"がフローチャートでわかる！

### 外科系

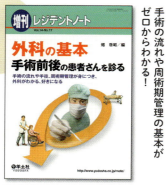

Vol.14-No.17
定価 4,500円＋税

手術の流れや周術期管理の基本がゼロからわかる！

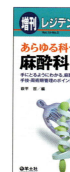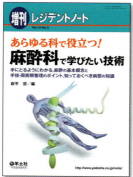

Vol.15-No.5
定価 4,500円＋税

どの科でも役立つ麻酔科の手技や周術期管理などのコツを伝授！

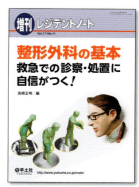

Vol.17-No.11
定価 4,500円＋税

整形外科の苦手意識を吹き飛ばす，これぞ基本の1冊！

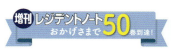

# 薬の選び方・使い方がわかる！膨大な情報を整理！

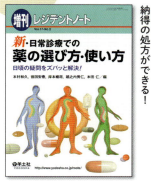

Vol.17-No.2
定価 4,500円+税

新・日常診療での薬の選び方・使い方
日頃の疑問をズバッと解決！

使い分けに迷う頻用薬の処方や疑問を解決！納得の処方ができる！

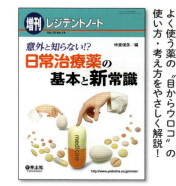

Vol.15-No.14
定価 4,500円+税

意外と知らない!?
日常治療薬の基本と新常識

よく使う薬の"目からウロコ"の使い方・考え方をやさしく解説！

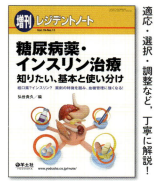

Vol.19-No.11
定価 4,700円+税

糖尿病薬・インスリン治療
知りたい、基本と使い分け

各薬剤の作用機序から、適応・選択・調整など、丁寧に解説！

# 画像診断で見逃さないためのポイントが満載！

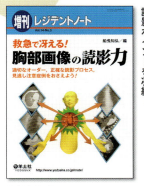

Vol.14-No.5
定価 4,200円+税

救急で冴える！
胸部画像の読影力

救急外来の第一線で活躍される医師の読影ポイントを凝縮。

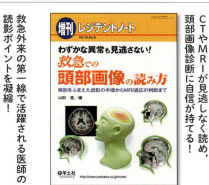

Vol.16-No.8
定価 4,500円+税

わずかな異常も見逃さない！
救急での頭部画像の読み方
解剖をふまえた読影の手順からMRI適応の判断まで

CTやMRIが見逃しなく読め、頭部画像診断に自信が持てる！

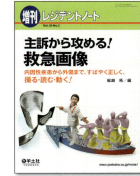

Vol.19-No.5
定価 4,700円+税

主訴から攻める！救急画像
内因性疾患から外傷まで、すばやく正しく、撮る・読む・動く！

とりあえずCT、は卒業！何を撮るかの判断や読影のコツを教えます

# 救急診療の自信を身につける！

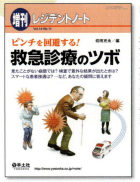

Vol.14-No.11
定価 4,300円+税

ピンチを回避する！
救急診療のツボ

経験豊富なベテラン医師が伝授する、困った状況の解決策が満載！

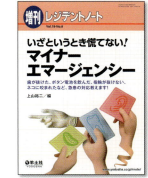

Vol.19-No.8
定価 4,700円+税

いざというとき慌てない！
マイナーエマージェンシー

急患の診慣れない症例に対して「自分が何をすべきか」がわかる！

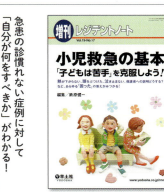

Vol.19-No.17
定価 4,700円+税

小児救急の基本
「子どもは苦手」を克服しよう！

「成人とどこまで一緒でどこから違うか」の境界を意識して解説！

# 輸液・電解質・栄養療法の苦手意識がなくなる！

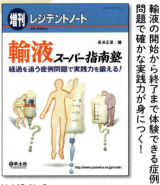

Vol.15-No.2
定価4,200円＋税

輸液の開始から終了まで体験できる症例問題で確かな実践力が身につく！

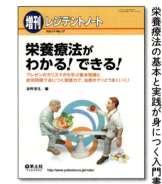

Vol.17-No.17
定価4,500円＋税

診療力が確実に上がる！栄養療法の基本と実践が身につく入門書

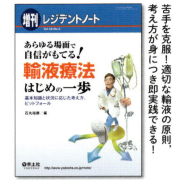

Vol.18-No.2
定価4,500円＋税

苦手を克服！適切な輸液の原則，考え方が身につき即実践できる！

# ベテラン医師の**診断力**を身につける！

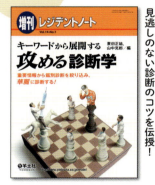

Vol.14-No.1
定価4,200円＋税

"キーワードから展開する"見逃しのない診断のコツを伝授！

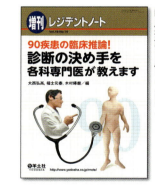

Vol.16-No.14
定価4,500円＋税

各科専門医が伝授する診断の決め手で臨床推論に磨きをかける！

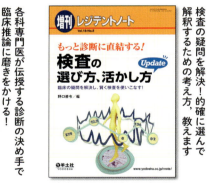

Vol.18-No.8
定価4,500円＋税

検査の疑問を解決！的確に選んで解釈するための考え方，教えます

# **病棟管理**に役立つ！

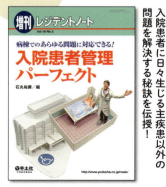

Vol.16-No.5
定価4,500円＋税

入院患者に日々生じる主疾患以外の問題を解決する秘訣を伝授！

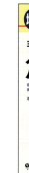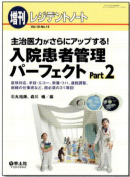

Vol.19-No.14
定価4,700円＋税

大好評号の第2弾！入院患者を受け持つなら必須の1冊！

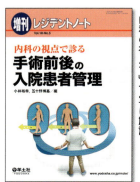

Vol.18-No.5
定価4,500円＋税

術前評価や術後合併症の予防など，「内科の視点で」丁寧に解説！

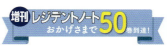

# よく出合う疑問をエキスパートが解決！

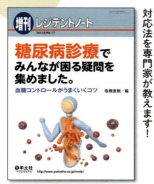

Vol.16-No.17
定価4,500円＋税

超具体的！悩ましい場面での考え方・対応法を専門家が教えます！

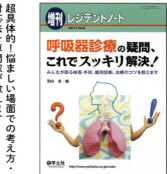

Vol.17-No.8
定価4,500円＋税

日常診療でよく出会う呼吸器疾患の疑問にエキスパートが答えます

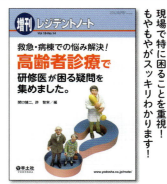

Vol.18-No.14
定価4,500円＋税

現場で特に困ることを重視！もやもやがスッキリわかります！

## 読み逃しはなし！みんな持っている必携号！

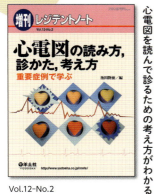

Vol.12-No.2
定価3,900円＋税

基本知識と重要症例で心電図を読んで診るための考え方がわかる

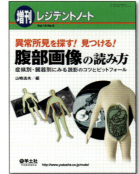

Vol.13-No.6
定価3,900円＋税

専門医はズバリこう読む！読影のコツ，ピットフォールが満載！

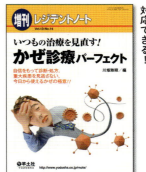

Vol.13-No.14
定価4,200円＋税

この1冊であらゆる"かぜ症状"に対応できる！

---

ここではすべてのバックナンバーはご紹介できませんが，この他にも様々なテーマをとりあげております，ぜひ書店やホームページでご確認ください．

https://www.yodosha.co.jp/rnote/index.html

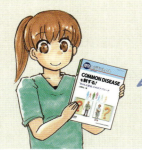

これからもレジデントノート増刊をよろしくお願い致します！

# 増刊 レジデントノート
## 1つのテーマをより広くより深く
□ 年6冊発行　□ B5判

レジデントノート Vol.20 No.11　増刊（2018年10月発行）

# 救急・ICUの頻用薬を使いこなせ！

薬の実践的な選び方や調整・投与方法がわかり、現場で迷わず処方できる

**新刊**

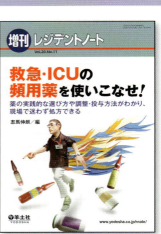

編集／志馬伸朗

□ 定価（本体4,700円＋税）　□ 約200頁　□ ISBN978-4-7581-1615-2

- 素早く・的確に処方するために必要な知識に絞って解説！
- 具体的な希釈・投与の方法や注意事項など、各薬剤の違いを整理して、限られた時間で迷わず処方できる！
- 解説した薬剤の薬価も掲載されているので、コスト感覚も身につく！

## 本書の内容

**第1章　循環**
　心肺蘇生に使用する薬剤／循環作動薬／抗不整脈

**第2章　神経・麻酔・鎮静**
　鎮痛・鎮静・筋弛緩薬／抗痙攣薬／局所麻酔薬／
　抗精神病薬・睡眠薬／中枢神経系に作用する薬剤

**第3章　腎／電解質**：利尿薬／電解質補正／輸液製剤

**第4章　血小板・凝固，輸血**：抗血栓薬・拮抗薬の使い方／輸血

**第5章　内分泌**：ステロイド／その他の内分泌系の薬剤

**第6章　基本的な抗菌薬**
　ペニシリン系薬剤／セフェム系薬剤／抗MRSA薬

**第7章　その他**
　気管支喘息に用いる薬剤／消化器用薬／経腸栄養剤／
　小児における処方／投与量設定の考え方とコツ／救急・ICUでの使用に議論のある薬剤

**増刊 レジデントノート　おかげさまで50巻！**

### 救急・ICUでよく使う薬を、希釈方法から実践的に解説！

発行　羊土社 YODOSHA
〒101-0052　東京都千代田区神田小川町2-5-1　TEL 03(5282)1211　FAX 03(5282)1212
E-mail：eigyo@yodosha.co.jp
URL：www.yodosha.co.jp/

ご注文は最寄りの書店、または小社営業部まで

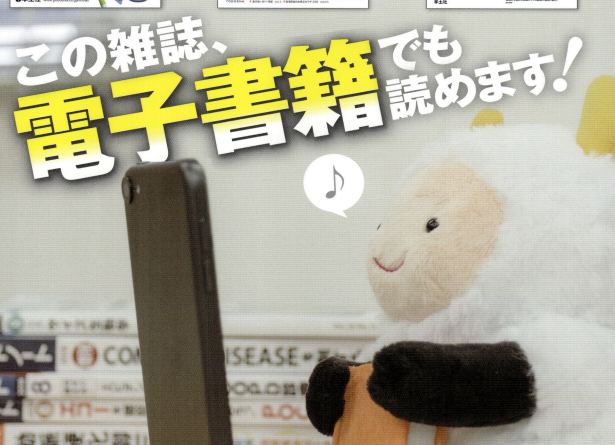

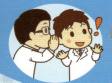

# 検査のTips!
## 臨床検査専門医がコッソリ教える…

シリーズ編集／五十嵐 岳（聖マリアンナ医科大学 臨床検査医学講座）

### 第19回 がんゲノム医療への理解を深めよう！

松井啓隆

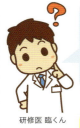

最近,「がんゲノム医療」や「遺伝子パネル検査」という言葉をよく耳にするようになりました. 自分はかかわったことがないのですが, 具体的にはどのようなことをしている医療なのか気になって…先生, 教えていただけませんか？

研修医 臨くん

確かにまだあまり馴染みがないかもしれないね.「がんゲノム医療」は次世代シーケンサーという装置を用い, がんの発症や進展にかかわる遺伝子変異を調べ, 治療に役立てる検査や医療のことをさすんだ. これから解説していくね.

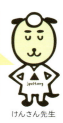

けんさん先生

## 解説

### ● がんの成り立ちと最近の治療

　がんゲノム医療のことをお話しする前に, そもそも「がん」がどのように発症するのか, 少し立ち戻って考えてみよう.

　がんの多くは, ヒトが出生し老いていく過程のどこかで, 特定の臓器のごく少数の細胞に遺伝子変異が生じてしまうことが, 発症のきっかけとなる（これを体細胞遺伝子変異という）. 変異をもった細胞は周囲の細胞よりも少しだけ増殖が速いため, 周囲にある同種類の細胞よりも徐々に優位性を獲得していくんだ.

　ここまでではまだがんであるとはいえないのだけれど, これらの細胞がさらにいくつかの遺伝子変異を重ねて獲得してしまった場合, いよいよ本格的に増殖が活発になるとともに, 細胞の分化も妨げられ, 個体のコントロールから逸脱してしまう. これががんとなり, 私たちの生命を脅かすことになるんだ（図1）. このように, 発がんに関係する変異をドライバー変異というよ.

　こうしたなか, がん細胞に多くみられる遺伝子変異を標的とした薬剤が近年次々と開発されているよね. 病理学的ながんの病型分類はもちろん重要だけれども,"特定の遺伝子変異の有無によって, 治療薬が決まる"時代に移りつつあるんだ.

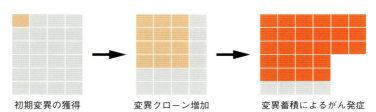

図1 がん発症のしくみ

## ● 遺伝子パネル検査

特定の遺伝子変異の有無を調べる際に行われる検査が「遺伝子パネル検査」と呼ばれる検査なんだ．この検査では次世代シーケンサー（NGS）とよばれる装置が用いられ，同時に数十～数百程度の遺伝子変異の検査ができる．シーケンスを行うと，以下のような順番でファイルが出力され，がんの発症原因となる遺伝子変異や治療の標的となる遺伝子変異がわかるんだ．

### 1) FASTQファイル

NGSでは，まず，pH変化や蛍光シグナルをもとに塩基配列情報を得る．一般的に50～300塩基対程度の比較的短い配列で，図2のような形式（配列ID，塩基配列，塩基ごとの品質）から構成され，これが数千万行にわたり記述されているんだ．これらの情報が保存されているファイルをFASTQファイルというよ．

```
@M04375:8:000000000-B2D9C:1:1101:18896:4760 1:N:0:1
GGTAGACGGGACTCGAGTGATGATTGGGAGATTCCTGATGGGCAGATTACAGTGGGACAAAGAATTGGATCTGGATCATTTGGAACAGTCTACAAGGGAAAGAGGCATGGTAAGTATGTAATGTGGTGACATTGTGACAAGTCATAATAGG
+
>A3A?DFBBBBBGGGGGGEBGF566EGH2AAAD5ADA55532B2EAADGEHHFGHFHHE1F3GGFDDAG3FFF55FGHFHHGEEGFGG4GD@BG3FGGHAG131F?1C1E3BF3B4B?B4?4FG4DB?G3FFDFH444GGHF12GDDGHEG
```

**図2 FASTQファイルの例**

### 2) VCFファイル

次にリファレンス配列（お手本となるゲノム配列）を参照しながら，FASTQファイル情報内の遺伝子変異やゲノム構造異常（転座や挿入・欠失など）を拾い上げる．それらの変異候補のゲノム上の場所，塩基置き換えのパターンなどを記載したものとして，VCFファイルが出力されるよ．

### 3) 解析レポート

VCFファイルに出力された変異候補のうち，がん発症や進行に関係があったり治療標的となる遺伝子変異を検索し，それらをレポートにまとめるんだ．このため，遺伝子変異情報がまとめられているデータベース（ClinVar, COSMICなど）や治験情報データベースを参照する必要がある．その後，このレポートをもとに多職種専門家によるレビュー会議を経て，最終的な評価がされ，必要な治療薬が決定されるんだ．

がん細胞がもつ遺伝子変異を網羅的に調べ，遺伝子変異に応じた医療を提供するのが「がんゲノム医療」だよ！

※臨床検査医学会では，新専門医制度における基本領域の1つである臨床検査専門医受験に関する相談を受け付けています．専攻医（後期研修医）としてはもちろん，非常勤医員や研究生として研修に通うことでも受験資格を得ることができます．専攻した場合のキャリアプランならびに研修可能な施設について等，ご相談は以下の相談窓口までお気軽にどうぞ！！
日本臨床検査医学会 専門医相談・サポートセンター E-mail：support@jslm.org

※連載へのご意見，ご感想がございましたら，ぜひお寄せください！また，「普段検査でこんなことに困っている」「このコーナーでこんなことが読みたい」などのご要望も，お聞かせいただけましたら幸いです．rnote@yodosha.co.jp

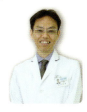

今月のけんさん先生は…
熊本大学医学部附属病院中央検査部（臨床病態解析学分野）の松井啓隆でした！
遅まきながら，これから日本にもゲノム医療の波が押し寄せます．腫瘍内科医・病理医・検査医・看護師・検査技師などを交えたチームの力で，これを支えていきましょう！

日本臨床検査医学会 広報委員会
レジデントノート制作班：五十嵐 岳，小倉加奈子，木村 聡，田部陽子，千葉泰彦，増田亜希子

臨床検査専門医を目指す方へ
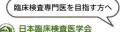

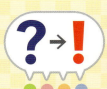

# みんなで解決！病棟のギモン
研修医の素朴な質問にお答えします

9月号のテーマ 周術期の血糖コントロール
11月号のテーマ 抗核抗体

監修／香坂 俊（慶應義塾大学医学部循環器内科）

## 第31回　二次性高血圧のスクリーニング

篠塚圭祐

本コーナーは初期研修医が日常臨床のなかで感じた**素朴な疑問**について，そのエッセンスを読みやすく解説するシリーズです．さて，今回はどんな質問が登場するでしょうか．

### 今回の質問
二次性高血圧のスクリーニングはいつすればよいですか？

### お答えします
各疾患を疑う徴候があれば当然調べるべき．血圧上昇のみの場合でも，若年者や難治性の高血圧をみたらスクリーニング検査しましょう．ただし，高齢者など，検査してもその後の介入が変わらないのなら検査しなくてもいいかも．

## 退院後のことまで考えた入院管理をしよう

〜朝のディスカッションで〜

研修医：先生，昨日の当直帯で入った高血圧緊急症の症例を僕らのチームで担当することになりました．

指導医：ちょうどこちらにも連絡がきたところだよ．先生，もう病歴を把握しているかな？

研修医：だいたいは…．43歳の女性で，頭痛と動悸がひどくて夜間外来を救急受診したようですね．もともと健診で高血圧を指摘されていましたが通院はしておらず，来院時には血圧が230/130 mmHgと上昇していて，高血圧緊急症の診断で入院となっています．

指導医：すでにカルシウム拮抗薬の持続静注で血圧は160/100 mmHgまでゆっくりと下げられていて，症状も軽減しているみたいだね．

研修医：じゃあ，このまま降圧薬を内服に切り替えて一丁上がりですね！！

指導医：ちょっと待って．この患者さんはけっこう若いし，よくみるとK 2.7 mEq/Lと低下しているから，二次性高血圧の鑑別をしておこうか．

研修医：えっ，それって病棟医の仕事ですか？血圧を下げて症状がなくなれば終わりだと思いますが．

指導医：退院後のことまで考えて入院管理をするのが病棟医の仕事だよ（えへん）．じゃあ，二次性高血圧について考えてみよう．

## そもそも二次性高血圧って？

指導医：そもそも二次性高血圧って，どんな病態のことをいうのだろう？
研修医：本態性じゃない高血圧のことでは？？
指導医：それじゃ本態性高血圧は二次性じゃない高血圧…となって，トートロジーというか堂々巡りになっちゃうよ．
研修医：日本の高血圧ガイドライン[1]をめくってみると，ある特定の原因による高血圧を二次性高血圧とよぶようですね．二次性高血圧だけで章があり，主な疾患の一覧表がありました（表1）．思っていたよりもいろんな疾患があるんですね．

### 表1 ● 主な二次性高血圧を示唆する所見と鑑別に必要な検査

| 原因疾患 | 示唆する所見 | 鑑別に必要な検査 |
| --- | --- | --- |
| 二次性高血圧一般 | 重症高血圧，治療抵抗性高血圧，急激な高血圧発症，若年発症の高血圧 | |
| 腎血管性高血圧 | RA系阻害薬投与後の急激な腎機能悪化，腎サイズの左右差，低K血症，腹部血管雑音 | 腎動脈超音波，腹部CTA，腹部MRA，レノグラム，PRA，PAC |
| 腎実質性高血圧 | 血清Cr上昇，蛋白尿，血尿，腎疾患の既往 | 血清免疫学的検査，腹部CT，超音波，腎生検 |
| 原発性アルドステロン症 | 低K血症，副腎偶発腫瘍 | PRA，PAC，負荷試験，副腎CT，副腎静脈採血 |
| 睡眠時無呼吸症候群 | いびき，肥満，昼間の眠気，早朝・夜間高血圧 | 睡眠ポリグラフィー |
| 褐色細胞腫 | 発作性・動揺性高血圧，動悸，頭痛，発汗 | 血液・尿カテコラミンおよびカテコラミン代謝産物，腹部超音波・CT，MIBGシンチグラフィー |
| クッシング症候群 | 中心性肥満，満月様顔貌，皮膚線条，高血糖 | コルチゾール，ACTH，腹部CT，頭部MRI，デキサメタゾン抑制試験 |
| サブクリニカルクッシング症候群 | 副腎偶発腫瘍 | コルチゾール，ACTH，腹部CT，デキサメタゾン抑制試験 |
| 薬物誘発性高血圧 | 薬物使用歴，低K血症 | 薬物使用歴の確認 |
| 大動脈縮窄症 | 血圧上下肢差，血管雑音 | 胸腹部CT，MRI・MRA，血管造影 |
| 甲状腺機能低下症 | 徐脈，浮腫，活動性減少，脂質，CPK，LDH高値 | 甲状腺ホルモン，TSH，自己抗体，甲状腺超音波 |
| 甲状腺機能亢進症 | 頻脈，発汗，体重減少，コレステロール低値 | 甲状腺ホルモン，TSH，自己抗体，甲状腺超音波 |
| 副甲状腺機能亢進症 | 高Ca血症 | 副甲状腺ホルモン |
| 脳幹部血管圧迫 | 顔面けいれん，三叉神経痛 | 頭部MRI・MRA |

文献1より転載．
PRA：plasma renin activity（血漿レニン活性）
PAC：plasma aldosterone concentration（血漿アルドステロン濃度）
MIBG：metaiodobenzylguanidine（メタヨードベンジルグアニジン）
ACTH：adrenocorticotropic hormone（副腎皮質刺激ホルモン）
TSH：thyroid-stimulating hormone（甲状腺刺激ホルモン）

指導医：もっと稀な疾患もいっぱいある．各疾患を知っていないと疑えないので，メジャーな疾患はどんなものがあるかザックリと知っておこう．さまざまな分類があるなかで，大きく2つに分けると理解しやすいかな．

> ① 頻度が高く，一見すると普通の高血圧にみえるもの
>   （原発性アルドステロン症，睡眠時無呼吸症候群，腎実質性高血圧，腎血管性高血圧など）
> ② 頻度が低く，内分泌疾患の色が強いもの
>   （褐色細胞腫，Cushing症候群，甲状腺機能異常など）

研修医：①は意識しておかないと気づけない感じがします．
指導医：だからこそ，各疾患の特徴とスクリーニング方法を押さえておかないといけないね．

## 原発性アルドステロン症

研修医：原発性アルドステロン症（primary aldosteronism：PA）は，アルドステロンが自律的に過剰分泌される疾患ですよね．だから，ネガティブフィードバックでレニンの量が少なくなる．あと，PAは低カリウム血症が特徴的と習いました（図）．

指導医：うーん，低カリウム血症になる患者さんは半数以下という報告がある[2]ので，低カリウム血症だけを気にしていてはダメだね．

研修医：高血圧全体の10％くらいはPAといわれているので，高血圧全例をPAスクリーニングすべきなのでしょうか？

指導医：最近は日本内分泌学会・米国内分泌学会がそろって，費用対効果も考慮し，難治性高血圧・治療抵抗性高血圧・低カリウム血症・副腎偶発腫瘍・家族歴などの高PAリスク患者に対してスクリーニングするのでいいのでは，としている[3, 4]．

研修医：PAはそんなに重要な疾患ではない，と．

指導医：そうではなくて，**PAが本態性高血圧より心血管合併症が多い疾患だという報告はしっかりある**[5]**けど，どこかの基準でスクリーニングをかけたから全体の予後がよくなったという研究はない**．というか，そんな研究の組み方はなかなか難しいのだと思う．

研修医：PAのスクリーニングはPRA（血漿レニン活性, ng/mL/時間）とPAC（血漿アルドステロン濃度, pg/mL）を測るだけなので覚えやすいです．これらの比をとってARR（＝PAC/PRA）として，ARR＞200以上かつPAC＞120 pg/mLをカットオフ値とすればよいのですね．
〔注：施設によって，PRAの代わりにARC（血漿活性型レニン濃度）を測っているところもある．また，PACには単位がpg/mLとng/dLの2種類ある．〕

指導医：レニンはとっても変動しやすいホルモンだから，午前中なるべく早くに，十分な飲水などで脱水でない状態にしたうえで，30分くらい臥位にした後に臥位のまま採血をするのが理想的だとはいわれている．まあ現実的には，少し感度が落ちるけど，とりあえずどんな条件でもPRAとPACを測定してARRを計算するところからはじめましょう，となっているね．

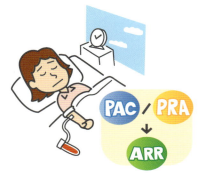

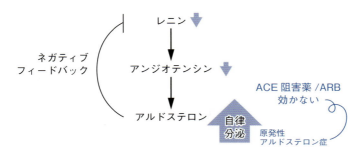

**図 ● 原発性アルドステロン症のホルモン動態**
アルドステロンの自律的な過剰分泌が本態である．ネガティブフィードバックにより，レニンとアンジオテンシンは低値となる．

研修医：PAを鑑別する意義は，やっぱり手術という治療オプションがあるからですか？

指導医：副腎静脈サンプリングによる精査の結果で，アルドステロン分泌が片側性ならその選択肢もある．両側性でもACE阻害薬とARBを使わずに，アルドステロン拮抗薬であるスピロノラクトンやエプレレノンを優先して使うことができることも重要だよ．

## 睡眠時無呼吸症候群

研修医：そういえば当直明けって血圧少し高いですよね．眠らないと交感神経が亢進するからですか？

指導医：その側面が強いかな．睡眠時無呼吸症候群（sleep apnea syndrome：SAS）も同じような機序で高血圧をきたすんだ．二次性高血圧で一番頻度が高いともいわれており，本態性高血圧の30％にSASが認められるという話もある．

研修医：ESS（Epworth sleepiness scale：エプワース眠気尺度）で眠気の自覚症状を評価し，スクリーニングとしては簡易モニターでAHI（apnea-hypopnea index：無呼吸低呼吸指数）を測り，陽性（AHI≧5）なら入院して脳波を含めた精査であるポリソムノグラフィーを行うんですよね．

指導医：AHIが高ければすぐに持続的陽圧呼吸（continuous positive airway pressure：CPAP）と思われがちだけど，ある程度の重症度のSAS（AHI≧20）でないとCPAPの保険対象にならないし，米国の高血圧ガイドラインではCPAPの降圧効果は不確定という記載になっている[6]．

研修医：安易に薬や手術だけに頼らないのはどの分野でも一緒ですよね．また，睡眠時無呼吸症候群とCPAPに限らず，睡眠するときの周辺の環境を整えることもすごく大事だと思います〔連載第26回「睡眠薬の使い方」（2018年5月号）を参照〕．

## 腎実質性高血圧，腎血管性高血圧

研修医：腎実質性高血圧は頻度が高いけど，血液検査や尿検査で腎機能は容易にわかるのであんまり特殊性を感じません．

指導医：確かに特殊な腎炎などが，難治性高血圧だけから見つかることはごく稀だろうね．なので，多くは血圧を含めた一般的な慢性腎臓病の保存的療法を行うことになる．

研修医：一方で，腎血管性高血圧はもし隠れていたら嫌だなぁと思います．スクリーニングは画像検査ですか？ 腎臓に血流が行かないので，レニンの値（PRA）なんかも参考になりますか？

指導医：PRA は腎血管性高血圧のうち37 ％は正常以下[7]という報告もあり，本態性高血圧でもレニン高値の人はいるといわれているため，スクリーニングとしては腎血流ドプラ超音波が侵襲性がないことから推奨されている．ただし，術者や施設による制限も多いので，難しい場合はMRIや造影CTで血管を撮影しよう．

研修医：腎動脈の狭窄は，若い人は線維筋性異形成で，高齢者は粥状動脈硬化症であると国試のときに勉強しました．

指導医：線維筋性異形成はカテーテル治療で少なくとも一時は改善が見込める．一方で粥状動脈硬化症からくる腎血管狭窄では，腎血管拡張術＋ステント療法は薬物療法と比べて，ハードエンドポイントの成績を変えず，血圧をわずかに落としただけだったという有名な研究があるよ[8]．

研修医：とすると，**難治性高血圧や腎機能増悪がない限り，高齢者の腎血管狭窄は薬物療法のみをすればいいのかもしれませんね．**

## 褐色細胞腫

指導医：さきほどの2つの分類のうち，②の「頻度が低く，内分泌疾患の色が強いもの」のなかで1つ取り上げるとすれば褐色細胞腫かな．

研修医：なぜですか？ 甲状腺機能亢進症も似たような症状になりそうですが．

指導医：②に分類されるほかの疾患は血圧以外の症状が典型的に存在することが多いので疑いやすい．また，褐色細胞腫は10 ％が悪性疾患といわれるからね．

研修医：褐色細胞腫の古典的三徴は，動悸・頭痛・発汗ですよね．

指導医：そうなんだけど，三徴がそろうことはかなり少ない．また，これらの症状や血圧上昇が発作的に起こる場合も多いね．この疾患も疑ったら即スクリーニングする方針でよいと思う．

研修医：でも，発作型だったら血中のカテコラミン分画を測ってもひっかけられないのでは？ 血中のカテコラミンは緊張しがちの人でも少し上昇するみたいですし．

指導医：その通り．アドレナリン・ノルアドレナリンはすぐに分解されてしまい半減期が短いので，それらの代謝産物であるメタネフリン・ノルメタネフリンを測るのが感度が高いとされている[9]．

研修医：この報告だと血中と24時間蓄尿のメタネフリン・ノルメタネフリンを測るのがよさそうですね．

指導医：血中濃度は臨床研究でしか測れないから，実際には尿で測る．24時間の酸性蓄尿が望ましいところだけど，スポット尿で測定してクレアチニン比で示すことでもスクリーニングには十分といわれているよ．

## どんなときに二次性高血圧のスクリーニングをするか

指導医：さて，代表的な二次性高血圧の疾患を振り返ってみたけど，スクリーニングに関してまとめるとこんな感じになるね（表2）．

研修医：日本高血圧学会のガイドライン[1]の表では，重症高血圧，治療抵抗性高血圧，急激な高

**表2 ● 代表的な二次性高血圧のスクリーニング方法**

| 代表的な二次性高血圧 | 各疾患を疑うべき場合<br>（若年性や難治性の高血圧に加えて） | スクリーニング方法 |
|---|---|---|
| 原発性アルドステロン症 | 低カリウム血症，副腎偶発腫瘍，家族歴 | 血液検査〔ARR＝(PAC/PRA)＞200 かつPAC＞120 pg/mL〕 |
| 睡眠時無呼吸症候群 | 日中の眠気，肥満，周囲からいびき＆無呼吸の指摘 | 簡易モニターでAHI≧5 |
| 腎血管性高血圧 | 腹部血管雑音，腎機能の悪化，低カリウム血症 | 腎血流ドプラ超音波（難しいならMRIや造影CT） |
| 褐色細胞腫 | 頭痛，動悸，発汗，冷感，発作性の症状 | 尿中メタネフリン・ノルメタネフリン/Crが基準上限の2～3倍以上 |

血圧発症，若年発症の高血圧の4つが「二次性高血圧一般の所見」のところに載っています．

**指導医**：基本的にはそれでよいんだけど，なんだかボヤっとしていない？

**研修医**：そう思います！ 若年って何歳以下？ 治療抵抗性って定義は？ といったところが気になります．

**指導医**：年齢は各疾患によってばらばらなんだけど，30～50歳としているものが多いかなぁ．

**研修医**：年齢で区切るよりも，少しでも怪しいと思ったら調べる，といった具合なのですね．

**指導医**：治療抵抗性に関しては「利尿薬を含めた3種以上の降圧薬を使ってもコントロール不良」という条件がある[10]．

**研修医**：なぜ利尿薬だけ特別扱いなのでしょう？

**指導医**：降圧の薬理学的機序として，血管拡張と体液量減少に大きく分かれ，後者に寄与するのが利尿薬しかないのが大きな理由みたい．

**研修医**：統計学的な理由ではないのですね．もし，予後が変わらないなら，ほっといてもよさそうですけどね．

**指導医**：たしかに，高齢者や比較的コントロール良好な患者さんなら，その後の介入が変わらないので，そっと様子をみてもいいかもしれない．ただ，若年者にとっては，今後何十年の介入が変わるような疾患が隠れている可能性がある．

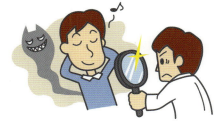

**研修医**：だから，僕らがしっかりとスクリーニングして調べてあげる価値があるんですね．ありがとうございます．なかなか覚えることが多い分野ですが，少し整理できた気がします．

### 引用文献

1）「高血圧治療ガイドライン2014」（日本高血圧学会高血圧治療ガイドライン作成委員会/編），ライフサイエンス出版，2014
2）Mulatero P, et al：Increased diagnosis of primary aldosteronism, including surgically correctable forms, in centers from five continents. J Clin Endocrinol Metab, 89：1045-1050, 2004

3) Funder JW, et al : The Management of Primary Aldosteronism : Case Detection, Diagnosis, and Treatment : An Endocrine Society Clinical Practice Guideline. J Clin Endocrinol Metab, 101 : 1889-1916, 2016

4)「わが国の原発性アルドステロン症の診療に関するコンセンサス・ステートメント」(日本内分泌学会「原発性アルドステロン症ガイドライン実施の実態調査と普及に向けた標準化に関する検討」委員会/編), 診断と治療社, 2016

5) Monticone S, et al : Cardiovascular events and target organ damage in primary aldosteronism compared with essential hypertension : a systematic review and meta-analysis. Lancet Diabetes Endocrinol, 6 : 41-50, 2018

6) Whelton PK, et al : 2017 ACC/AHA/AAPA/ABC/ACPM/AGS/APhA/ASH/ASPC/NMA/PCNA Guideline for the Prevention, Detection, Evaluation, and Management of High Blood Pressure in Adults : A Report of the American College of Cardiology/American Heart Association Task Force on Clinical Practice Guidelines. Hypertension, 71 : e13-115, 2017

7) Rossi GP, et al : Renovascular hypertension with low-to-normal plasma renin : clinical and angiographic features. Clin Sci (Lond), 93 : 435-443, 1997

8) Cooper CJ, et al : Stenting and medical therapy for atherosclerotic renal-artery stenosis. N Engl J Med, 370 : 13-22, 2014

9) Unger N, et al : Diagnostic value of various biochemical parameters for the diagnosis of pheochromocytoma in patients with adrenal mass. Eur J Endocrinol, 154 : 409-417, 2006

10) Calhoun DA, et al : Resistant hypertension : diagnosis, evaluation, and treatment. A scientific statement from the American Heart Association Professional Education Committee of the Council for High Blood Pressure Research. Hypertension, 51 : 1403-1419, 2008

篠塚圭祐 (Keisuke Shinozuka)

国家公務員共済組合連合会 立川病院 腎臓内科
二次性高血圧をはじめとして,どんな疾患もスクリーニングに関してはある基準で「線引き」したくなりますが,精査や治療で深くかかわると,線引きなどできず「グラデーションのなかに存在」するなぁと思います.

# Book Information

## いびき!? 眠気!? 睡眠時無呼吸症を疑ったら
周辺疾患も含めた、検査、診断から治療法までの診療の実践

編集／宮崎泰成，秀島雅之（東京医科歯科大学快眠センター，快眠歯科外来）

☐ 定価（本体 4,200円＋税）　☐ A5判　☐ 269頁　☐ ISBN978-4-7581-1834-7

- 知名度が高い疾患のため，患者からの相談も増加中！
- しかし検査・治療は独特で，治療法により紹介先も異なります．
- 適切な診断，治療のため診療の全体像を具体的，簡潔に解説しました．

**日本人の特徴は，肥満ではない罹患者が多く認められること**

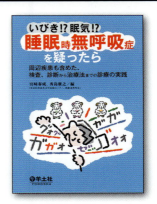

---

レジデントノート増刊 Vol.20 No.8

## COMMON DISEASEを制する！
「ちゃんと診る」ためのアプローチ

編集／上田剛士

☐ 定価（本体 4,700円＋税）　☐ B5判　☐ 253頁　☐ ISBN978-4-7581-1612-1

- COMMON DISEASEを診る際，よく抱く疑問や生じる迷いをスッキリ解消！
- 対応やフォローにバリエーションが出がちな部分もクリアカットに解説！
- 研修医から一歩スキルアップするために必読の1冊！

**COMMONだからこそ自信と根拠をもって診たい！**

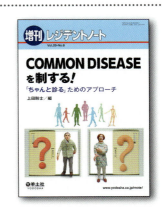

---

レジデントノート増刊 Vol.20 No.2

## 電解質異常の診かた・考え方・動き方
緊急性の判断からはじめるFirst Aid

編集／今井直彦

☐ 定価（本体 4,700円＋税）　☐ B5判　☐ 182頁　☐ ISBN978-4-7581-1606-0

- "緊急性の有無"を切り口に各電解質異常の症状から心電図異常，注意すべき薬剤までじっくり解説！
- 症例も豊富に収録，読めば電解質異常診療の経験値がアップ！

**"緊急性の有無"が判断できれば電解質異常診療に強くなる！**

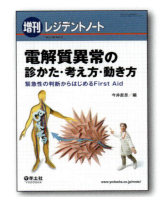

---

発行　羊土社 YODOSHA
〒101-0052　東京都千代田区神田小川町2-5-1　TEL 03(5282)1211　FAX 03(5282)1212
E-mail：eigyo@yodosha.co.jp
URL：www.yodosha.co.jp/

ご注文は最寄りの書店，または小社営業部まで

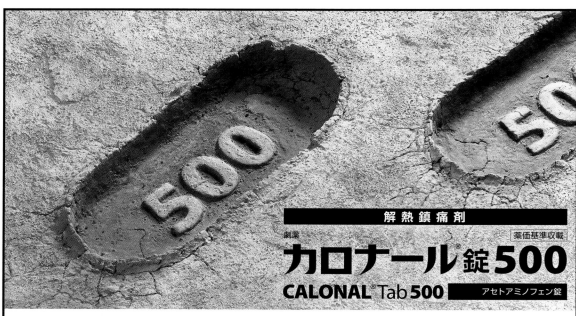

## Book Information

### 薬局ですぐに役立つ
### 薬の比較と使い分け100

発行 羊土社

著/児島悠史

- 類似薬の違いについて，約730点の参考文献を明記して解説！
- 個々の薬の特徴やよく似た薬の違いがわかる！
- 患者に応じた薬の使い分けがわかり，服薬指導にも自信がつく！
- 薬剤師のほか，研修医，その他医療スタッフにもおすすめ！

□ 定価（本体 3,800円+税）　□ B5判　□ 423頁　□ ISBN978-4-7581-0939-0

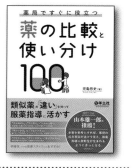

Gノート別冊
### 小児科医 宮本先生、
### ちょっと教えてください！
教科書には載っていない、小児外来のコツ・保護者への伝え方

発行 羊土社

**新刊**

編著/宮本雄策　企画・編集協力/大橋博樹

- 小児外来の極意を伝授！ 熱性けいれん、喘息、便秘、発達の遅れ、薬を飲んでくれない、不登校などよくある疾患・相談に、もっと自信をもって対応できるよう解説．

□ 定価（本体 3,600円+税）　□ A5判　□ 199頁　□ ISBN978-4-7581-1831-6

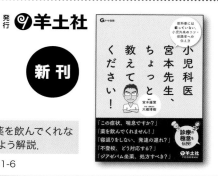

シリーズ
## よく使う日常治療薬の正しい使い方

# 小児のかぜに対する薬の正しい使い方

堀越裕歩(東京都立小児総合医療センター 感染症科)

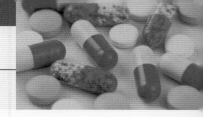

◆薬の使い方のポイント・注意点◆

かぜに対して抗菌薬を処方することは,効果がないどころか,下痢などの副作用や耐性菌をつくってしまう観点から有害なこともあります.また残念ながらかぜを治す薬はありません.症状緩和のために解熱鎮痛薬などを使用することがあります.

## 1.病態と合併症

### 1)かぜとは

　かぜとは,意外とあいまいな呼称で,医療者や一般の人が"かぜ"と言ってさしているものが人によって違ったりします.小児では,お腹のかぜと言って胃腸炎をさすこともありますし,かぜをきたすウイルスによっては,さまざまな症状を起こします.また,かぜをこじらせて肺炎になったりすれば,それは"かぜ"ではなく肺炎です.合併症の有無でも疾患の捉え方が変わってきます.**いわゆる自然に治癒する"かぜ"と治療が必要となる疾患を見極めることが大事**になります.

　"かぜ"に一番近い意味の英語はcommon coldで感冒と訳されることが多いですが,これには定義があり,急性の自然に治癒するウイルス性の上気道の感染症をさします.厚生労働省の抗微生物薬適正使用の手引き[1]では,学童から成人を対象として,鼻汁や鼻閉などの鼻症状,咽頭痛などの咽頭症状,咳などの気管支症状を"かぜ"として受診される病態としています.つまり"かぜ"とは,特に治療を要さなくても自然に治癒する軽症のウイルスによる疾患で,主に気道症状をきたすものといえるでしょう.ただし実際の臨床の現場では,胃腸炎症状,特に咳こみから嘔吐することは小児では珍しくないので嘔吐や下痢,ウイルス性の発疹などを伴うことがあります(図).

### 2)かぜで注意すべき合併症

　小児のかぜに合併するもので,治療しなければいけない代表的な疾患は,A群溶血性レンサ球菌咽頭炎,中等症以上の急性化膿性中耳炎,細菌性肺炎,尿路感染症,菌血症などがあげられます.

　また**生後3カ月未満の発熱は,細菌感染症の可能性が生後3カ月以降に比べて高く,症状がわかりにくくて急変することもあるため,安易にかぜと診断してはいけません**.実際にはかぜのことも多いです

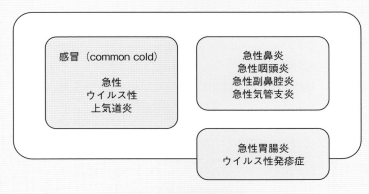

図　小児のかぜの概念

が，原則，精査対象です．頻度順に尿路感染症，菌血症，細菌性髄膜炎が鑑別疾患になります．

乳幼児では，かぜによる気道ウイルス感染症から，クループ症候群，急性細気管支炎を合併することがあります．クループ症候群は，喉頭のむくみにより嗄声や吸気性喘鳴をきたし，急性細気管支炎は下気道狭窄により呼気性喘鳴をきたします．そのため，呼吸数の増加や陥没呼吸などの呼吸窮迫症状がないか，気道の異常がないかを，身体所見と診察，酸素飽和度などで確認します．

また，かぜを含むさまざまな急性疾患で小児は脱水症になることがあります．水分を摂れない，嘔吐下痢で水分喪失する，発熱などで水分を消耗するためです．病歴聴取で，経口摂取の程度，具体的に何mLくらいの水分を摂れているか，最終排尿の時間を聴取します．

### 3) かぜと診断したときの保護者への説明

かぜを治す薬はないですが，保護者は心配で医療機関を受診します．かぜと診断して心配すべき病気がないと考えられたとき，しっかりと不安を取り除いてあげることが大事です．また小児で多い注意すべき状態を説明し，医療機関を適切に受診するタイミングを指導します．例えば，水分を摂れずに排尿が半日以上なくて，ぐったりしているとき，苦しそうに呼吸をしていて横になって眠ることができない，既往のない痙攣や意識状態がおかしいときは，緊急ですぐに医療機関を受診するように指導します．また，比較的元気で水分も摂れていて脱水がない場合，多くのかぜによる発熱は1〜5日間，長くても7日間程度で解熱し，自然に回復すると説明します．

## 2．薬の種類
### 1) 解熱鎮痛薬・気道症状の薬

かぜで処方される薬剤は，解熱鎮痛薬，気道などの症状緩和目的の薬剤に大きく分けられます．解熱鎮痛薬は，アセトアミノフェン（商品名：カロナール®，アンヒバ®）を成分とした錠剤，シロップ，坐薬があります．イブプロフェン（商品名：ブルフェン®）も小児で安全使用できる薬剤ですが，かぜに対しては，アセトアミノフェンで対応できることがほとんどです．気道症状の緩和目的で処方される薬剤は，鼻汁などに対して抗ヒスタミン薬，咳などに対して抗アレルギー薬，気管支拡張薬，鎮咳薬，去痰薬，ステロイドがあります．

### 2) かぜに抗菌薬は必要か？

かぜに合併する細菌感染症に対して，抗菌薬の適応になることはありますが，かぜそのものに対して抗菌薬は適応になりません．また細菌感染症の合併を予防する目的での使用も避けるべきです．近年は，薬剤耐性が世界的な問題となり，抗菌薬は細菌感染症で治療によるメリットが明確な疾患以外には，使用すべきではないと考える時代になりました．予防的な投与を行うとほとんどが抗菌薬の必要のない児に投与されること，抗菌薬によるメリットがないのに副作用をきたすことがあること，薬剤耐性菌は拡散することがあるため本人や周囲の人たち，未来の子ども達までの健康を損なうリスクになります．過去にかぜや発熱に対して，ルーチンに抗菌薬を処方されていた診療がありましたが，改めるべきです．日本政府と厚生労働省は，薬剤耐性対策で抗菌薬を適正に使用することを推奨し，抗微生物薬の適正使用手引きを公開しています[2]．

## 3．薬の選び方・使い方
### 1) 解熱鎮痛薬

かぜの発熱に対して，解熱鎮痛薬を使用する意義は，発熱や痛みの症状の緩和，体温を下げることで呼吸窮迫や脱水に対しての生体の代償能力に余力をもたせることにあります．体温を1℃下げるだけでも体が消費する酸素や水分を抑えることができます．また，水分摂取困難になっている乳幼児が，咽頭の痛みをとったり，熱を下げたりすることで水分摂取ができることがあります．経口から与薬できない小児では，坐薬が選択肢になります．

**処方例**

> アセトアミノフェン（商品名：カロナール®，アンヒバ®），1回10 mg/kg，4〜6時間あけて

## 2）症状緩和の薬剤は使用すべきか？

小児のかぜの症状緩和に対して解熱鎮痛薬以外の薬剤を使用することは，議論があります．まず治癒する薬ではないこと，鼻汁や咳などの症状緩和の効果すら疑問であること，副作用で有害事象が起きることが指摘されています．

米国では，2歳未満では原則，市販の感冒薬を使用しないように勧告を出しています．背景として感冒のシロップ剤の誤飲，誤用による救急外来受診や死亡の報告があるためです．日本では，同様の傾向を示す統計データはなく，使用を控える勧告は行われていませんが，かぜの症状に対して有用というエビデンスのある薬剤はない，どのような薬でも副作用がある，そして何よりかぜは自然に治る疾患であるということを考慮すべきです．特に1歳未満の乳児への使用は慎重にし，3カ月未満では使用を避けるべきです．なかでも抗ヒスタミン薬の使用による分泌物の粘稠化が原因の無気肺，呼吸抑制が懸念され，呼吸不全で人工呼吸管理が必要となるきっかけになることがあります．

鼻汁に対してはアレルギーが原因でない限り，抗ヒスタミン薬は無効です．コデイン類の鎮咳薬は，呼吸抑制のリスクから12歳未満での使用を避けるよう厚生労働省から注意喚起が出ています．同様にアレルギー性の喘息以外には，抗アレルギー薬やステロイドは無効です．

肺音に呼気性喘鳴などの気管支狭窄がある場合には，気管支拡張薬が使用されます．クループ症候群で喉頭の気道狭窄の程度が強く，安静時でも吸気性喘鳴がある場合，デキサメタゾン（商品名：デカドロン）が喉頭のむくみの軽減に使用されます．

### 参考文献

1) 厚生労働省健康局結核感染症課：抗微生物薬適正使用の手引き 第一版．2017
   https://www.mhlw.go.jp/file/06-Seisakujo-uhou-10900000-Kenkoukyoku/0000166612.pdf

2) 国際的に脅威となる感染症対策関係閣僚会議：薬剤耐性(AMR)対策アクションプラン 2016-2020, 2016
   https://www.mhlw.go.jp/file/06-Seisakujo-uhou-10900000-Kenkoukyoku/0000120769.pdf
   ↑日本政府が示したかぜに抗菌薬を使用しないようにする手引きと，薬剤耐性対策に対する行動計画で抗菌薬の使用を適正化することを掲げている．

3) Kenealy T & Arroll B：Antibiotics for the common cold and acute purulent rhinitis. Cochrane Database Syst Rev, 2013
   ↑感冒と急性化膿性鼻炎に抗菌薬が無効であることを示したシステマチックレビュー．

---

【著者プロフィール】
堀越裕歩（Yuho Horikoshi）
東京都立小児総合医療センター 感染症科 医長
専門：小児感染症，国際保健，抗微生物薬の適正使用プログラム（Antimicrobial Stewardship Program, ASP）

# 循環器セミナー実況中継 The Reality of Drug Prescription
### the great debates from CADET

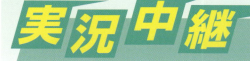

抗凝固薬選択の考え方を極めろ！

監修／西原崇創　編著／水野 篤，西原崇創，田中寿一，永井利幸，山根崇史，香坂 俊

本連載はCarDiovascular Education Team（CADET）による若手医師のための循環器教育セミナーを再構成してお届けします．

## 第9回　循環器関連薬剤⑨ 抗凝固薬：前編 "shared decision making" とは

今回は「結局どれがいいの？抗凝固薬」という内容で議論したいと思います．さまざまな会社がプロモーションしていますが，実際のところはどうなのだろうか？ということを考えていきましょう．

まずはじめに基本事項の確認をさせていただきます．抗血栓療法のなかに抗血小板薬と抗凝固薬があります．今回はそのなかで抗凝固薬を考えてみたいと思います．抗凝固薬はワルファリンのようにビタミンK凝固因子の産生を阻害するものや，直接トロンビン阻害薬，Xa因子阻害薬などの新規抗凝固薬があります．最近はNOAC（nonvitamin K antagonist oral anticoagulant：非ビタミンK拮抗経口抗凝固薬）よりDOAC（direct oral anticoagulant：直接経口抗凝固薬）とよばれることの方が多いかもしれません．

DOACは今のところ4剤あり，すでにさまざまな場面でお話を聞く機会も多いと思います．個々の薬剤を考えるうえで重要なポイントは腎排泄の程度や中和薬の有無だと思います．そして，日常的に信頼しうる薬効のモニタリングができるのはワルファリンだけですよね．

まず症例呈示をさせていただきながら，どの抗凝固薬を用いるべきか，グループディスカッションをしていこうと思います．

## 1　脳卒中リスクスコアで考える抗凝固薬の適応

**この心房細動に抗凝固療法は必要か？**

　症例は69歳女性，専業主婦の方です．発作性心房細動の加療目的で当院に紹介されました．既往にクレアチニン1.2 mg/dL程度の慢性腎臓病がありますが，このような場合抗凝固療法をどうしたらよいでしょうか．

表1　CHADS₂スコア

|   | 危険因子 | | スコア |
|---|---|---|---|
| C | congestive heart failure/LV dysfunction | 心不全，左室機能不全 | 1 |
| H | hypertension | 高血圧 | 1 |
| A | age≧75y | 75歳以上 | 1 |
| D | diabetes mellitus | 糖尿病 | 1 |
| S₂ | stroke/TIA | 脳梗塞，TIAの既往 | 2 |
|   | 合計 | | 0〜6 |

TIA：transit ischemic attack（一過性脳虚血発作）
LV：left ventricle
文献2より．

表2　CHA₂DS₂-VAScスコア

|   | 危険因子 | | スコア |
|---|---|---|---|
| C | congestive heart failure/LV dysfunction | 心不全，左室機能不全 | 1 |
| H | hypertension | 高血圧 | 1 |
| A₂ | age≧75y | 75歳以上 | 2 |
| D | diabetes mellitus | 糖尿病 | 1 |
| S₂ | stroke/TIA/TE | 脳梗塞，TIA，血栓塞栓症の既往 | 2 |
| V | vascular disease（prior myocardial infarction, peripheral artery disease, or aortic plaque） | 血管疾患（心筋梗塞の既往，末梢動脈疾患，大動脈プラーク） | 1 |
| A | age 65〜74y | 65歳以上74歳以下 | 1 |
| Sc | sex category（i.e. female gender） | 性別（女性） | 1 |
|   | 合計 | | 0〜9＊ |

＊年齢によって0，1，2点が配分されるので合計は最高で9点にとどまる．
TE：thromboembolism
文献3より．

**西原** 脳卒中リスクで層別化し，抗凝固薬投与の有無を決定するというのは皆さんがご存じのとおりで，CHADS₂スコア（表1）を計算して適応を考えていくことは大切ですよね．ちなみにこの症例ですと，CHADS₂スコアは0点ですから，脳卒中リスクとしてはかなり低いはずです．ですので，そもそも抗凝固療法が必要かどうかという議論も重要ですよね[1]．

**水野** 先生のご指摘どおり，CHADS₂スコアが0点なので抗凝固療法はしないという考えも正しいですよね．

**山根** CHADS₂スコアでは0点かもしれませんが，CHA₂DS₂-VAScスコア（表2）で考えれば年齢などのリスクを考慮する必要はありますし，服薬アドヒアランスの問題もありますから，

私でしたら1日1回の内服薬を考慮します．

**水野** そうですね．CHADS₂スコアは0点だけれども，CHA₂DS₂-VAScスコアなら多少はリスクありということになりますよね．

**山根** そうだと思います．

## 2 抗凝固療法を開始するとして，どれを使う？

**参加者A** いろいろ意見が出たのですが，CHADS₂スコアで評価を行うか，CHA₂DS₂-VAScスコアで評価を行うかで処方する内服薬は異なってくると思います．CHA₂DS₂-VAScスコアでは2点ですから抗凝固療法を導入したほうがよいのではないかということや，コストを考えればワルファリンも選択肢にあがるのではないかと．

**水野** いいですね．さまざまな意見や考え方が出て，それを共有することは非常に有用ですよね．

**参加者B** 正直なところ，個人的にはワルファリンでそれほどまで困った経験がありません．一方で，ワルファリンは定期的にチェックが必要で，実際には面倒だなと思います．ただ，今回改めて忘れてはいけないのはコストの問題ですね．DOACはワルファリンに比べると非常に高価ですので，患者さんの経済面も考慮する必要があると思いました．

**水野** では，先生だったら，どのように選択しますか？

**参加者B** アピキサバンでしょうか？

**水野** そこはワルファリンじゃないんですね（笑）．

**参加者B** DOACで考えた場合の話ですが．

**水野** DOACだったらアピキサバンということですね．服用回数が1日2回というのは特に問題にならないということでよろしいですか？

**参加者B** 高齢者で気になりますが，おそらく大丈夫ではないか…と．
やっぱりDOACはワルファリンと比べて減量基準もありますし，わかりやすく調節できるというメリットは大きいと思います．

**水野** ありがとうございました．では，別の意見はありますか？

**参加者C** 緊急手術の際に，さまざまな中和薬の選択肢があるという点や腎機能を気にしなくてよいという点でワルファリンを選択します．DOACのなかで特にこれが一押しというのはありませんでした．あとはコストですとか，すでに議論があったとおりです．納豆を食べる文化かそうでないかといった理由で関東人と関西人でも選択する抗凝固薬は違うのではないか？という意見も出ました．

**水野** 興味深い意見ですね．

**参加者C** 非常に大事だと思います．やはり，ワルファリンを使うことで納豆が食べられなくなるくらいなら内服しないという人もいるでしょうし，そうなるとおのずと選択が決まってくるように思います．

表3 4種のDOACの比較

| 製品名 | | プラザキサ® | エリキュース® | イグザレルト® | リクシアナ® | ワーファリン |
|---|---|---|---|---|---|---|
| 薬品名 | | ダビガトラン | アピキサバン | リバーロキサバン | エドキサバン | ワルファリン |
| 標的因子 | | トロンビン | 第Xa因子 | 第Xa因子 | 第Xa因子 | ビタミンKエポキシド還元酵素 |
| 半減期 | | 12〜14時間 | 8〜15時間 | 5〜13時間 | 10〜14時間 | 40時間 |
| 最高血中濃度到達時間 | | 0.5〜2時間 | 1〜4時間 | 0.5〜4時間 | 1〜3時間 | 4〜5日 |
| 腎排泄 | | 80% | 27% | 36% | 50% | なし |
| 内服回数 | | 1日2回 | 1日2回 | 1日1回 | 1日1回 | 1日1回 |
| 1回あたりの内服量 | 標準量 | 150 mg | 5 mg | 15 mg | 60 mg | − |
| | 減量基準を満たす場合 | 110 mg | 2.5 mg | 10 mg | 30 mg | − |
| 採血によるモニタリング | | × | × | × | × | ○ |
| 中和薬 | | あり | あり（ただし日本未販売） | あり（ただし日本未販売） | あり（ただし日本未販売） | あり |

## 3 4種類のDOACの比較

**水野** そうですよね．皆さんワルファリンに関してはある程度イメージをおもちのようですので，DOACの4剤を各抗凝固薬の治験（第Ⅲ相）の結果もふまえ振り返って差があるのかないのか？ を考えてみたいと思います（表3）．

### ■ ダビガトラン（RE-LY試験）[4]

　ダビガトランには静注で用いることのできる中和薬があります．そうすると，さきほどから議論になっている脳卒中のような重篤な事象が生じた場合，ワルファリンとダビガトランであれば中和薬で対処できるので安全面という観点からよいのではないか？ と考えられますよね．一方でダビガトランは胃腸症状が出やすいとか，カプセルは飲みにくいということが指摘されています．通常1日4カプセルですから，内服するのも少し大変でネガティブなイメージもあったのではないかと思いますが，最もはじめに世に出たという点で他剤に比べるとエビデンスに関してやや優位かなと思います．

### ■ アピキサバン（ARISTOTLE試験）[5]

　出血が少ないという点が強調される薬剤かと思います．1日2回で，しかも2回の方が飲み忘れてもそこそこ大丈夫なのではないかとか，本当かどうかはわかりませんが，そんなことも議論されることもありますよね．また，アピキサバンはクレアチンクリアランス15 mL/分以上あれば投与可能です．

- **リバーロキサバン（ROCKET AF試験）[6]**

　1日1回内服ですが，高リスク群ではプロトロンビン時間（prothrombin time：PT）でモニタリングすることが可能ではないか？とされていますね．これまでワルファリン内服中，PT-INR（international normalized ratio：国際標準化比）の測定で皆さんさんざん嫌な思いをしたはずなのに，なぜまたここでモニタリングしなければいけないのか？他剤に比べると出血が多いとか言われていますが，実際のところはどうなのでしょうか．

- **エドキサバン（ENGAGE AF試験）[7]**

　エドキサバンですがこれも1日1回内服です．エドキサバンについては心房細動でワルファリンと比べ，出血の頻度やイベントの問題でFDA（food and drug administration：アメリカ食品医薬品局）では承認されませんでした．

> ダビガトラン（プラザキサ®）：RE-LY試験[4]
> ・中和薬がある
> ・一番データが豊富
> ・1日2回の方が飲み忘れてもOK？
> ・胃腸症状は薬で抑えられる
>
> アピキサバン（エリキュース®）：ARISTOTLE試験[5]
> ・出血が少ない
> ・1日2回の方が飲み忘れてもOK？
>
> リバーロキサバン（イグザレルト®）：ROCKET AF試験[6]
> ・1日1回
> ・高リスク群ではPTでモニタリング
>
> エドキサバン（リクシアナ®）：ENGAGE AF試験[7]
> ・1日1回

　DOACについての議論は絶えないのですが，はっきり言ってどれも一長一短ですよね．先ほど山根先生がおっしゃられていたような，きちんと飲む，つまり服薬アドヒアランスをどう保つかということが共通して言える最も大切なポイントだと思います．

# 4　shared decision makingへの道

　実際に何を選択しようかと考えるときに，「最も患者さんにとってよいものはどれだろうか？」と自問してください．腎機能障害があったら実際にはアピキサバンを使用することも多いでしょう．なぜなら，年齢を経れば腎機能障害が進行することはわかっていますよね．そのなかでもクレアチニンクリアランスが最も低くても使えるのはアピキサバンでした．1日2回内服というのはアドヒアランスにはネガティブな要素ですが，途中で薬を変更するリスクを考えて，"この患者さんならどちらを選ぶか？"ということを"患者さんと"一緒に考える時代がきました．もちろん薬は内服できなければ意味がないので，アドヒアランスを考えれば，リバーロキサバンやエド

キサバンは重要な選択肢ですよね．

今まで議論してきたことを踏まえ，選択をわかりやすく患者さんに説明し，意思決定する．これこそ"shared decision making（共有意思決定）"の基本となります[8]．

## まとめ：shared decision makingから抗凝固療法を考えろ！

- 抗凝固薬の種類と特性を知る
- リスク評価をしっかり行って，適応を考える
- 結局，抗凝固薬ってどれでも一緒．むしろ考え方が重要

### 引用文献

1) 日本循環器学会：循環器病の診断と治療に関するガイドライン（2012年度合同研究班報告）心房細動治療（薬物）ガイドライン（2013年改訂版），2013
   http://www.j-circ.or.jp/guideline/pdf/JCS2013_inoue_h.pdf
2) Gage BF, et al：Validation of clinical classification schemes for predicting stroke：results from the National Registry of Atrial Fibrillation. JAMA, 285：2864-2870, 2001
3) Camm AJ, et al：Guidelines for the management of atrial fibrillation：the Task Force for the Management of Atrial Fibrillation of the European Society of Cardiology (ESC). Eur Heart J, 31：2369-2429, 2010
4) Connolly SJ, et al：Dabigatran versus warfarin in patients with atrial fibrillation. N Engl J Med, 361：1139-1151, 2009
5) Granger CB, et al：Apixaban versus warfarin in patients with atrial fibrillation. N Engl J Med, 365：981-992, 2011
6) Patel MR, et al：Rivaroxaban versus warfarin in nonvalvular atrial fibrillation. N Engl J Med, 365：883-891, 2011
7) Giugliano RP, et al：Edoxaban versus warfarin in patients with atrial fibrillation. N Engl J Med, 369：2093-2104, 2013
8) Elwyn G, et al：A three-talk model for shared decision making：multistage consultation process. BMJ, 359：j4891, 2017

### Profile

西原崇創（Shuzo Nishihara）
東京医科大学八王子医療センター 循環器内科

田中寿一（Toshikazu Tanaka）
東京慈恵会医科大学 循環器内科

山根崇史（Takafumi Yamane）
神戸市立医療センター中央市民病院 循環器内科

水野 篤（Atsushi Mizuno）
聖路加国際病院 循環器内科

永井利幸（Toshiyuki Nagai）
北海道大学大学院 医学研究院 循環病態内科学

香坂 俊（Shun Kohsaka）
慶應義塾大学病院 循環器内科

# Book Information

## やさしくわかるECMOの基本
患者に優しい心臓ECMO、呼吸ECMO、E-CPRの考え方教えます！

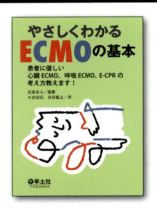

監修／氏家良人　著／小倉崇以，青景聡之
- 定価（本体 4,200円＋税）　A5判　200頁　ISBN978-4-7581-1823-1

- 難しいと思われがちなECMOについて，基礎知識からやさしく解説！
- 軽妙洒脱な対話形式で，「患者に優しい管理」を楽しく学べます．
- 基本から学びたい医師やメディカルスタッフにおすすめです！

**はじめてECMOを学びたい人のための入門書！**

## 画像診断に絶対強くなる ツボをおさえる！
診断力に差がつくとっておきの知識を集めました

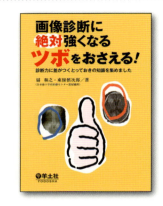

著／扇　和之，東條慎次郎
- 定価（本体 3,600円＋税）　A5判　159頁　ISBN978-4-7581-1187-4

- 「ワンポイントレッスン」の扇先生が教える，画像診断の「ツボ」！
- 解剖，鑑別，画像の見方など画像診断がスムース・的確になる知識の要点だけをギュッと集めました

**明日から役立つ！知っておきたい画像診断の基礎知識．**

## 肺癌薬物療法のエビデンスとコツ
なぜその治療を選ぶのか、エキスパートの考え方教えます

**近刊** 10月中旬発行予定

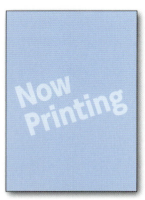

監修／加藤晃史，池田　慧　編集／佐多将史，下川路伊亮，関根朗雅
- 定価（本体 5,500円＋税）　B5判　約220頁　ISBN978-4-7581-1839-2

- 症例をベースに治療選択に役立つエビデンスと考え方を解説！
- 2ndライン以降や有害事象などについても紹介！
- 考え方からわかるから，自分でも実践できる！

**増える薬剤，エビデンス…困ったらプロに聞いてみよう！**

発行　羊土社 YODOSHA　〒101-0052　東京都千代田区神田小川町2-5-1　TEL 03(5282)1211　FAX 03(5282)1212
E-mail：eigyo@yodosha.co.jp
URL：www.yodosha.co.jp/

ご注文は最寄りの書店、または小社営業部まで

# 呼吸器疾患へのアプローチ
## 臨床力 × 画像診断力が身につく！

執筆：藤田次郎　　監修：宮城征四郎

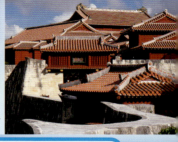
首里城（「楽園」三好和義氏撮影）
屋根瓦を意識して

### 第4回　すりガラス影の本態を理解しよう！その多くは滲出の弱い実質病変

## はじめに

　本連載では，沖縄県臨床呼吸器同好会の症例検討会から研修医の皆さんに共有したい症例をとりあげ，呼吸器疾患へのアプローチ法と診断の際のポイントを解説していきます．症例検討時の考察に加えて，画像診断のポイントと文献学的考察も解説します．第4回の症例は，すりガラス影の病態を知ること，および鑑別診断をあげることが重要です．

## 症例検討

【患者】59歳，女性
【主訴】遷延する咳嗽
【現病歴】
- 20XX年10月22日より発熱・咳嗽・黄色痰を自覚し，前医受診．急性気管支肺炎の診断で内服処方を受け帰宅
- 10月24日より解熱．前医受診時の採血にて異常リンパ球を認めていたため，10月27日当院紹介受診．咳嗽，倦怠感が強く，食欲低下あり．入院精査にて，成人T細胞白血病（慢性型　adult T-cell leukemia：ATL）と診断．経過観察の方針で外来通院となった
- 12月4日に咳嗽・痰が持続していたため，別の近医を受診し，フスコデ®配合錠（咳嗽去痰配合剤），ビソルボン®錠（ブロムヘキシン），クラリス®錠（クラリスロマイシン），ピーエイ錠（アセトアミノフェン配合剤）を5日間内服．その後も咳嗽は持続しており，鎮咳薬を処方されていた
- 翌年1月5日の定期受診時に胸部単純X線で異常影を指摘され，精査・加療目的に再入院となった

【既往歴】特記事項なし．最終健診（3年前）で異常は指摘されず
【家族歴】同胞長女（別居）に結核
【生活歴】喫煙歴：なし，飲酒：なし，アレルギーなし
　　　　　職業：そば屋店員
　　　　　家族構成：夫，息子，孫と4人暮らし

【本稿出典】第303回　沖縄県臨床呼吸器同好会　症例検討会より
症例呈示：ハートライフ病院 呼吸器内科　金城優美，仲吉博亮，新垣珠代，普天間光彦

【入院時現症】
　バイタルサイン：血圧 126/69 mmHg，脈拍 70 /分，呼吸数 24 /分，体温 36.4 ℃，$SpO_2$ 90 %（室内気）
　頸部・腋窩・鼠径：リンパ節腫大（－），圧痛（－）
　呼吸音：清，crackle（－），wheeze（－），左右差（－）
　心音：整，心雑音（－）
　腹部：平坦　軟，腸蠕動音正常，圧痛（－），腫瘤触知せず
　四肢：浮腫（－）

入院時の胸部単純X線写真（**図1**），および胸部CT（**図2**）を示す．また入院時の検査成績を**表1**に示す．

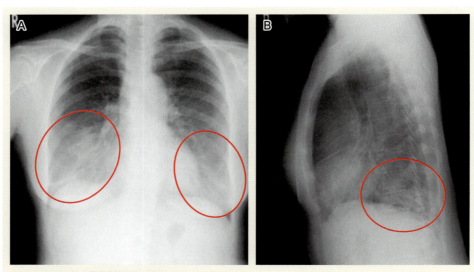

### 図1　入院時の胸部単純X線写真
両側中・下肺野にすりガラス影を認める（〇）．下肺野にいくほど，陰影の程度は増強する．胸水の貯留は認めない．

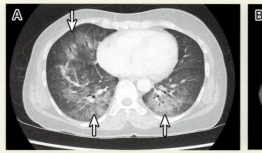 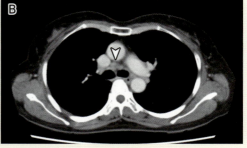

### 図2　入院時の胸部CT写真
肺野条件（A）では，肺門から末梢に広がる淡いすりガラス影を認める（⇨）．肺門から末梢に広がる経気道分布パターンを示している．縦隔条件（B）では，気管分岐部周囲に小さなリンパ節（大きさ1 cmまで）を複数個認める（▷）．

#### 表1　入院時検査所見

| 血算 | | 生化学 | |
| --- | --- | --- | --- |
| WBC | 19,300 /μL | BUN | 15.3 mg/dL |
| RBC | 422×10$^4$/μL | Cre | 0.47 mg/dL |
| Hb | 12.7 g/dL | AST | 15 IU/L |
| Ht | 38.7 % | ALT | 12 IU/L |
| MCV | 91.7 fl | LDH | 465 IU/L |
| 血液ガス所見（室内気） | | ALP | 554 IU/L |
| pH | 7.427 | γ-GTP | 150 IU/L |
| PaCO$_2$ | 34.7 Torr | T-Bil | 0.7 mg/dL |
| PaO$_2$ | 64.5 Torr | ALB | 3.8 g/dL |
| HCO$_3$- | 22.5 mEq/L | Na | 143 mEq/L |
| A-aDO$_2$ | 42 Torr | K | 3.7 mEq/L |
| CRP | 0.59 mg/dL | Ca | 8.8 mg/dL |

## ● 主治医があげた鑑別診断

　胸部CTにて，びまん性にすりガラス影を認めたことから，主治医は本症例のすりガラス影の鑑別診断として以下のものをあげた．

- #1 　ニューモシスチス肺炎
- #2 　真菌感染症
- #3 　サイトメガロウイルス肺炎
- #4 　クリプトコッカス症
- #5 　非定型肺炎
- #6 　ATL腫瘍細胞浸潤
- #7 　間質性肺炎
- #8 　肺胞出血
- #9 　肺水腫
- #10　異所性肺石灰化

**喜舎場朝雄先生から**
画像所見では，第一にニューモシスチス肺炎を考える．基礎疾患にATLがあるので，ATL関連肺疾患や肺胞蛋白症などを考慮する必要がある．

**宮城征四郎先生の臨床的ポイント**
聴診所見で音が聞こえないのであれば間質性肺炎ではない．間質性肺炎であれば音が聞こえるはずである．聴診所見が弱いのでATLの肺への浸潤も考慮する必要がある．腫瘍細胞の浸潤によるものは聴診所見で音が聞こえない．

**藤田次郎から**
マーカーで鑑別することが可能で，ニューモシスチス肺炎ではKL-6とβ-D-グルカンの両方が高値を示すことが参考になる．CRPがそれほど上昇しておらず，ニューモシスチス肺炎の所見と合わない．

### 【特殊検査】
カンジテック（－），β-D-グルカン5.0 pg/mL以下，アスペルギルス抗原0.2（－），CMVpp65（－），マイコプラズマIgM（－），レジオネラ（－），KL-6 396 U/mL，SP-D 171 ng/mL，IL-2R 20,600 U/mL，RA定性1倍未満，抗核抗体40倍未満．

### 【気管支肺胞洗浄】
確定診断をつける目的にて，気管支肺胞洗浄を施行（150 mL中，94 mLを回収）．細胞数は，$6.16 \times 10^5$/mL，細胞分画として，Mφ 53.5 %，Lym 1.5 %，Neu 1 %，Eos 2 %，異型リンパ球42 %，CD4 92.6 %，CD8 5.3 %，CD4/8比 17.47であった．

### 【喀痰　細胞診】
数カ所に，N/C比が大きく，核の切れ込みのある異型リンパ球を認めた．HE染色，グロコット染色ともに，ニューモシスチス症を示唆する所見は見られなかった．

**【診断】成人T細胞性白血病慢性型急性転化による肺浸潤**
→診断の決め手：すりガラス影を認めるものの聴診所見が乏しく，かつ基礎疾患が成人T細胞白血病であったこと

### 【経過】
入院後80 mgより開始したプレドニゾロンを漸減．第5病日より咳嗽，喀痰量は減少傾向を示した．第17病日に症状が改善し第26病日に退院となった．退院2週間後の定期受診時，再度LDHの上昇を認めた．精査にて，ATLの肺浸潤の増悪が疑われ，咳嗽も増悪傾向にあり，同種造血幹細胞移植目的に他院紹介となった．

## 主治医の考察

岡田ら[1]によると，ATL発症の87症例のうち，60例（69 %）で胸部CTにて異常影が認められた．60例では，すりガラス影が37例（62 %），小葉中心性結節25例（42 %），気管支血管束肥厚22例（37 %），consolidation 13例（22 %）であった．60例中，47例は生検や剖検し，病理検査を実施した．

# 解説！レジデントへのアドバイス

(藤田次郎)

## すりガラス影の病態と鑑別疾患

　本症例のポイントはすりガラス影の解釈にあります．画像所見のみで，確定診断とはならないものの，すりガラス影の病態と鑑別疾患について理解すれば，診断に一歩近づきます．

　すりガラス陰影を解釈する際に，**胸部単純X線写真でのすりガラス影なのか，それとも胸部CTでのすりガラス影なのか**を考慮します．胸部単純X線写真のすりガラス影は曖昧なものですが，胸部CTでのすりガラス影は明確な定義があります．このことを理解することにより，正しい鑑別診断が可能になります．特に胸部単純X線写真ですりガラス影であると読影した際には，肺の解剖（血管の走行，肺の重なりなど）を理解したうえで，画像の解釈を慎重に行うべきです．

　胸部CTでのすりガラス影は胸部単純X線写真でのすりガラス影とは全く次元の異なる概念であり，「既存の肺紋理を透見できる霞がかかったような，ぼんやりした陰影をすりガラス影とする」と定義されています．また胸部CTでのすりガラス影は，純粋な意味のすりガラス影と，すりガラス影に加えて隔壁の肥厚を伴う **crazy-paving appearance** の両者があります．

　胸部CTにおいてすりガラス影を呈する疾患として，感染性肺炎，肺水腫，肺胞出血，過敏性肺炎，特発性間質性肺炎，および肺胞蛋白症です．これらの疾患の病態を考慮すると，もちろん胞隔炎を合併している可能性はあるものの，多くが肺胞内に病変の主座を有する疾患群であることを理解します．

　表2に肺胞性陰影とすりガラス影の鑑別疾患を列記します[2, 3]．両者は驚くほど，オーバーラップしています．表2で示されるように，胸部CTが普及してから，胸部CTにおけるすりガラス影は，肺炎，肺水腫，肺胞出血といった肺胞内病変にしばしば観察されることが明らかになりました．すなわち，胸部CTでのすりガラス影は，**滲出の弱い実質病変**を示す画像所見と理解することが適切です．

### 表2　肺胞性陰影とすりガラス影の鑑別疾患の対比

| 肺胞性陰影の鑑別疾患（文献2より引用） | すりガラス影の鑑別疾患（文献3より引用） |
|---|---|
| ・肺炎<br>・心原性，または透過性の亢進<br>・肺胞出血<br>・誤嚥（血液，脂肪）<br>・腫瘍（肺胞上皮癌，浸潤性リンパ腫）<br>・肺胞蛋白症<br>・間質性肺炎の初期<br>　（desquamative interstitial pneumonia） | ・感染性肺炎<br>・肺水腫<br>・肺胞出血<br>・急性，または亜急性過敏性肺炎<br>・剥離性間質性肺炎<br>・肺胞蛋白症 |

## Take Home Message

- 肺胞性陰影とすりガラス影のオーバーラップを理解しよう
- すりガラス影の多くは滲出の程度の弱い実質性病変である
- 胸部CTでのすりガラス影を見た際に頻度の高いものは，肺炎，肺水腫，肺胞出血であるものの，聴診所見が弱い際には，ニューモシスチス肺炎，または腫瘍細胞の浸潤なども考慮する

### 文献

1) Okada F, et al：Thoracic CT findings of adult T-cell leukemia or lymphoma. AJR Am J Roentgenol, 182：761-767, 2004
2) 「Diagnosis of Diseases of the Chest. Third edition Vol 1」（Fraser RG, et al），p467, WB Saunders, 1988
    ↑1999年に第4版〔「Fraser and Pare's Diagnosis of Diseases of the Chest. Fourth edition Vol 1」（Fraser RS, et al），WB Saunders, 1999〕が出ている．
3) Collins J：CT signs and patterns of lung disease. Radiol Clin North Am, 39：1115-1135, 2001

## Profile

**宮城征四郎**
群星沖縄臨床研修センター 名誉センター長
1964年新潟大学医学部卒業．1969年京都大学大学院医学研究科博士課程単位取得後中退，その後，同大医学博士号取得．1970年から1年間，WHO Fellow としてコペンハーゲン大学，Rigs Hospitalに留学，人工呼吸管理学を学ぶ．1972年から沖縄県立中部病院に勤務．1973年，米国 Colorado General Hospital のT.L Petty 教授のもとで短期間，呼吸管理学を学ぶ．1996年沖縄県立中部病院院長に就任．2003年4月から群星沖縄臨床研修センター長，2017年から現職．

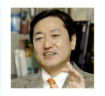

**藤田次郎**
琉球大学大学院 感染症・呼吸器・消化器内科学（第一内科）
1981年3月，岡山大学医学部卒業．虎の門病院内科レジデント，国立がんセンター病院内科レジデント，および2年間の米国ネブラスカ医科大学呼吸器内科留学を経て，1987年より，香川大学医学部に勤務し，2005年5月から琉球大学大学院　感染症・呼吸器・消化器内科学（第一内科）教授．2015年4月から琉球大学医学部附属病院長（2期目）．

# Book Information

## これが伏見流！
## 心房細動の診かた、全力でわかりやすく教えます。

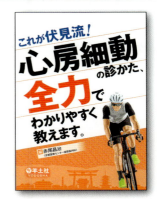

編集／赤尾昌治
- □ 定価（本体 3,600円＋税）　□ A5判　□ 255頁　□ ISBN978-4-7581-0757-0

- 心房細動の「どの薬を使うべき？」「既往症・合併症への対処法は？」「周術期管理は？」などよくある悩みにお答えします！
- リアルワールドでの心房細動診療を「全力」で「具体的に」解説！

**すべての一般臨床医・プライマリケア医におすすめ！**

---

## リハに役立つ
## 検査値の読み方・とらえ方

編集／田屋雅信，松田雅弘
- □ 定価（本体 3,400円＋税）　□ A5判　□ 272頁　□ ISBN978-4-7581-0227-8

- 各検査値の基準値をグラフ化！異常値の原因・症状が一目でわかる！
- リハスタッフが確認すべきこと，リハの中止基準，疾患ごとの検査値を丁寧に解説．case studyもあるので臨床ですぐ活かせる！

**検査値の異常値と，理学療法の結びつきがこの1冊でわかる！**

---

## FLASH薬理学

**近刊**
9月下旬発行予定

著／丸山　敬
- □ 定価（本体 3,200円＋税）　□ B5判　□ 約380頁　□ ISBN978-4-7581-2089-0

- 必須事項を簡潔に整理し要点を学べる，通読にも拾い読みにも適した内容．各項目末の応用問題はWEBで解答を参照でき，復習に役立ちます．
- 医学生，看護・医療系学生の教科書としてオススメの1冊です．

**詳しすぎず易しすぎない，最初に読むべき教科書！**

---

発行　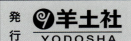　〒101-0052　東京都千代田区神田小川町2-5-1　TEL 03(5282)1211　FAX 03(5282)1212
E-mail：eigyo@yodosha.co.jp
URL：www.yodosha.co.jp/

ご注文は最寄りの書店，または小社営業部まで

# Book Information

## マンガでわかるゲノム医学
ゲノムって何？を知って健康と医療に役立てる！

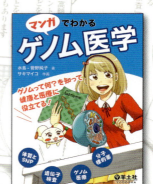

著/水島-菅野純子，イラスト/サキマイコ

☐ 定価（本体 2,200円＋税）　☐ A5判　☐ 221頁　☐ ISBN978-4-7581-2087-6

- 一般の方でも読める［マンガ］と専門職向けの［解説］の2部構成．
- 患者さんには…健康と病気に対する理解を深めていただけます．
- 医療者の方には…個別化医療の知識を手軽にアップデートいただけます．

**病院の待合に1冊！ 医局に1冊！ 手軽に読める最新医学**

---

## NBC災害に備える！
## 発災後、安全に受け入れるための医療現場マニュアル

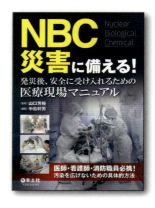

監修/山口芳裕　編集/中島幹男

☐ 定価（本体 4,000円＋税）　☐ B5判　☐ 143頁　☐ ISBN978-4-7581-1820-0

- 特殊災害被災者の搬送や受け入れに関与する医療者・消防職員必携！
- 救急車や診察室を短時間で養生する方法など、二次・三次の汚染拡大防止のための具体的方法を、豊富な写真とともに解説

**救助者の身を守るための知識と技術が身につく実践書！**

---

## スッキリわかる！
## 臨床統計はじめの一歩　改訂版
統計のイロハからエビデンスの読み解き方・活かし方まで

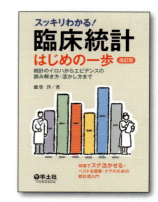

著/能登 洋

☐ 定価（本体 2,800円＋税）　☐ A5判　☐ 229頁　☐ ISBN978-4-7581-1833-0

- エビデンスを臨床で活かすための統計の基礎を数式なしでやさしく解説
- 論文やデータの読み解き方、価値あるエビデンスの見極め方がわかる
- EBM実践をめざす医師・メディカルスタッフにオススメ！

**臨床現場でスグ活かせる！ベストな医療のための統計超入門**

---

発行　羊土社 YODOSHA

〒101-0052　東京都千代田区神田小川町2-5-1　TEL 03(5282)1211　FAX 03(5282)1212
E-mail： eigyo@yodosha.co.jp
URL： www.yodosha.co.jp/

ご注文は最寄りの書店、または小社営業部まで

# こんなにも面白い医学の世界
## からだのトリビア教えます

大塚勇輝[1], 中尾篤典[2]
1：岡山大学病院 初期研修医
2：岡山大学医学部 救命救急・災害医学

## 第49回 シルクロード病とは？

　ベーチェット病は（Behçet's disease）は，口腔粘膜のアフタ性潰瘍，外陰部潰瘍，皮膚症状，眼症状の4つを主症状とする慢性再発性の全身性炎症性疾患ですが，別名「シルクロード病」と呼ばれています．「c」にヒゲがついたような文字を含むBehçet病は1937年にトルコのイスタンブール大学皮膚科のHulusi Behçet教授にちなんで命名されています．なぜシルクロード病と呼ばれるかは，イスタンブールのある地中海沿岸から中近東，そして日本を含む東アジアという，かつての交易路であったシルクロード沿いに多発しているためです．学生のときに，HLA-B51とかA26とかいう遺伝子がベーチェット病の発症に関与していると教えられましたので，てっきり交易に関係する民族移動か何かに伴ってHLAが東へ東へと日本まで遺伝し，シルクロードに沿った地域でベーチェット病がみられるのかと思っていたのですが，どうもそれだけではないようです．

　もちろんシルクロード沿いの地域は欧米に比べてHLA-B51抗原陽性頻度が高く，また，ベーチェット病患者では健常者に比べて陽性頻度が高い，という報告は多数あり，発症に何らかの遺伝的要因がかかわっていることは明らかです．しかしながらHLAだけでは説明がつかないことも多く，例えばシルクロード沿いの地域と同等のHLA-B51抗原陽性頻度であるイタリア・ポルトガルやエスキモーにおいては，ほとんどベーチェット病の発症はありません[1]．同様に，日本人と同じ遺伝子背景をもっているはずの，日本からハワイに移住した日系ハワイ人においてもベーチェット病の発症は報告されていません[2]．さらに興味深いことには，フィンランド人が日本に移住した2年後にベーチェット病を発症した症例も報告されています[3]．こうしたことを考えると，遺伝的要因だけではなく，シルクロード地域の何らかの環境要因がベーチェット病の発症に関与していると言わざるをえないでしょう．抜歯や扁桃炎があると病態が悪化することから，口腔内の連鎖球菌との関連を示唆する報告もあり，いまのところ環境要因として，ウイルス感染，細菌感染や，農薬などの微量化学物質などの可能性が提唱されています．

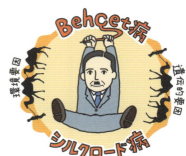

　現在，ベーチェット病では，全ゲノム解析を通じた原因遺伝子の同定や生物学的製剤の開発が進められているようです．糖尿病や高血圧などの生活習慣病のほとんどが多因子疾患であると言われていますが，こうした疾患も今後その遺伝的要因と環境要因がよりはっきりと解明されていけば，劇的に効果のある治療薬が発明される時代がくるのかもしれませんね．環境要因を同定することで，「運命は変えられる」かもしれないのです．

### 文献

1) Verity DH, et al：Behçet's disease, the Silk Road and HLA-B51：historical and geographical perspectives. Tissue Antigens, 54：213-220, 1999
2) Hirohata T, et al：Prevalence of Behçet's syndrome in Hawaii. With particular reference to the comparison of the Japanese in Hawaii and Japan. Hawaii Med J, 34：244-246, 1975
3) Kimura T, et al：Development of Behçet's disease in a Caucasian with human leukocyte antigen B51 after immigration to Japan. J Dermatol, 38：581-584, 2011

# 攻める面談，守る面談
## 医療現場におけるコミュニケーションのコツ

### 第5回　守りの面談 ②　リスクを把握してトラブルを回避する

岡村知直

## 面談前からリスクを評価しよう！

　前回（2018年9月号）は，守りの面談とは「最悪の事態」を想定し，そこを避けるマネージメントを準備しておくことであると解説しました．

　第1回（2018年6月号）からくり返しているように，面談で重要なことはまずどのような目的を設定するかですが，その次に誰に話すか，相手がどんな人かを分析すること，以上に尽きます（図）．攻めにせよ，守りにせよ，どんな相手かによって導き方は全く異なります．また，相手によって目的自体も設定されますし，面談中に想定と違う人物であることがわかれば，目的を急に変更せざるをえないこともあります．

　今回は面談相手のキャラと，面談のコンディションに合わせて，どのように守りの態勢をつくるかを説明します．

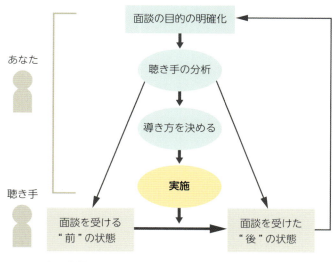

図　面談の準備と実施の構図

## どんなときにトラブルになりやすいか？

守りの面談をはじめる前に，どれくらいトラブルになりやすい状況なのかを把握することは最優先事項です．トラブルになりやすい状況，とわかったうえで面談を開始していれば注意できますし，場合によっては事前にほかの人に相談することもできます．守りの面談の目的である「トラブルを予防し，最悪の事態を避ける」ことを達成し，自分自身と患者さんを守るためにリスクを事前に把握しましょう．

### 事例

18歳女性のEさんは，平日20時自転車で帰宅中に，徐行中だった自動車に接触し転倒，運転手より救急要請された．自力歩行はなんとか可能であったが，救急隊到着時より下肢の疼痛を訴えていた．検査にて明らかな骨折はなかった．

A先生「検査では明らかな骨折はありませんでした」
Eさん「わかりました，帰ります」
A先生「どなたか家族に連絡しましょうか？」
Eさん「いや，しなくていいです，大丈夫です」
　　＊　＊　＊　＊　＊　＊　＊　＊　＊　＊　＊　＊
後日，強面の男性が担当医を出せと怒鳴り込んできた．
Eさん父「うちの娘が事故にあってここに運ばれてきたんだってな．今，足が腫れて動けなくなってるんだ！聞いたら，この病院の医者に『異常ないから帰れ』って言われたそうじゃないか．近くの病院に行ったら骨折して入院したぞ．そのときの担当医を出せ．どこが大丈夫なんだ！」

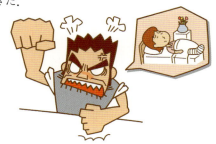

## トラブルのリスクを分析しよう！

### トラブル分析

1. 曜日・時間帯
2. 患者さん・家族背景
3. 受診・入院状況
4. 医学的リスク
5. disposition（方針決定），再評価

上記は福井大学救急部，前教授（現 地域医療推進講座 特命教授）の寺澤秀一先生が講演でお話しされた，ERでのトラブル分析の項目です．ERに限らず，医療面談でトラブルが起こるときは1.～4.のどこかにリスクが潜んでいますので"5. disposition（方針決定），再評価"が重要になってきます．

**表　外来でのred flag（患者さん，家族側）：寺澤秀一先生のスライドを参考に作成**

- 長く待たされた患者さん
- 電話，受け付けでトラブルのあった患者さん
- 一人っ子（貴重児），過保護児，事故，喧嘩で受診した未成年
- 金持ち，有名人，社長，議員，法律家，公務員，メディア，都会から地方に来た観光客
- 病院管理職医師が主治医の患者さん
- 紹介患者さん
- 医療従事者
- 医療事故経験者
- ER再受診
- 暴力団
- 泥酔患者さん
- ER乱用患者さん
- 妊婦

## ① 曜日・時間帯

　救急外来での医療事故は平日の深夜帯・週末の準夜帯に多いといわれています．医療者側，患者さん側両方にトラブルの要因はありますが，夜に始まる外来や面談はそれ自体がトラブルになりやすいということを知っておく必要はあるでしょう．

## ② 患者さん・家族背景

　実は上記事例は，交際していた男性の家から帰宅途中の事故であり，両親に知られたくないとの思いから家族に伝えることを希望していませんでした．家族に秘密にしていたものの，後から症状が出現し隠し通せなくなりました．娘が嘘をついていたことと，結果的に骨折が見逃されていたことの2つの怒りが相まって，医療者にぶつけてきたという事例でした．

　表は，外来でトラブルになりやすい患者要因の一覧です．面談や診療を始める前から，相手がどんなリスクを抱えている人かをある程度把握しておきましょう．

## ③ 受診・入院状況

　そもそも，交通事故による受診はトラブルになりやすいことを知っておきましょう．後からいろいろな症状が出てきますし（むち打ちや，疼痛等），保険の問題など，金銭が絡んできます．また，病気と違い多数の人間がからむため，利得が生じやすい状況です．なので，100％断言できる状況でなければ，「〜〜はありません」と言い切ることは危険です．特に深夜診療中に小さな骨折をX線で見逃すことはありえます（そのような骨折はいずれにせよ手術の適応にはならないことが多いです．とはいえ，「だから結果は変わらないですね」と怒っている人に言ったら火に油を注ぐだけです）．

　またこの事例のように，未成年が事故や喧嘩などを起こしている場合は，トラブルに発展するリスクがさらに高まります．

## ④ 医学的リスク

　どんなに勉強をしても，誤診を0にすることは難しいです．もちろん0に近づける努力は必要です．しかし，わからないときはわからないと素直に患者さんに向き合うことも大事で，無理に診断をつけることはトラブルのもとになります．

特に，骨折や小児疾患，虫垂炎や，妊婦の疾患などは，診断を初回でつける難しさや，患者さんの社会復帰までの時間，家族の思いなどいろいろな要因からトラブルになりやすい状況です．リスクが高いことから，しっかりと説明することが重要です．

## ⑤ disposition（方針決定），再評価

1回で判断できない問題に対して，dispositionし，再評価する時期を決めることが重要です．また，「医療者が心配してそこまでやってくれた」ということ自体が患者さんに安心感を与え，トラブル回避につながります．

では，これらのことをふまえ，今回は以下のように面談をしてみてはいかがでしょうか？

**改善例**

A先生「本日の検査では明らかな骨折はありませんでした」
Eさん「わかりました，帰ります」
A先生「しかし，交通事故は打ったところが後から腫れてきたり，最初わからなかった骨折が後からわかることもあります．心配なので，明日当院を受診していただけないでしょうか？」
Eさん「ああ，そうなんですね．どうしようかな？」
A先生「もちろん明日なんともなければいいんですが．また，Eさんは未成年ですので，ご両親に電話で今回のことを説明させてください」
Eさん「え，それは困ります」
A先生「ご両親にご心配をかけたくないというお気持ちですか？」
Eさん「いや，いえ，ああ…そうです」
A先生「（何か隠してるな？）ほかに何かご心配なことがありますか？」
Eさん「いえ，何もありません…」
A先生「（何か隠してるだろうけど，今は言わないだろうな）未成年の事故ですので，申し訳ないですが連絡をさせてください．後から痛みが出たりすると，逆にご両親を心配させてしまうことになると思いますよ」
Eさん「そうですよね…」

いかがでしょうか？読者の皆さんになじみ深い救急外来の場面を想定して面談を構築してみました．

次回は，攻め，守りに共通する，「相手の感情に配慮した面談技術」を伝授する予定です．

**岡村知直**（Tomonao Okamura）
飯塚病院 緩和ケア科
九州大学卒
グロービス経営大学院卒
総合内科道を極めんと頑張っております．非癌の緩和ケアに力を入れています．気になる人は飯塚病院緩和ケア科ブログをチェック！
救急×緩和ケアセミナー主催しています．

# Book Information

## 大人気シリーズの第1巻がついに改訂！

# 改訂版
# ステップ ビヨンド レジデント
# ❶ 救急診療のキホン編　Part1

心肺蘇生や心電図、アルコール救急、
ポリファーマシーなどにモリモリ強くなる！

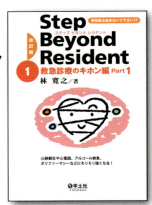

著／林　寛之（福井大学医学部附属病院総合診療部）

□ 定価（本体 4,500円＋税）　□ B5判　□ 400頁　□ ISBN 978-4-7581-1821-7

- 研修医指導虎の巻，シリーズ第1巻が全面改稿・超大幅ボリュームアップで帰ってきました！
- 心肺蘇生や心電図，ポリファーマシーなど救急で必ずおさえておきたい知識を解説！
- 最新の世界標準のエビデンスが満載で，ワンランク上を目指すポストレジデント必携の一冊！

### 目次

| | |
|---|---|
| 1章　気道を制するものは，救急を制す！ | 6章　酒の一滴は血の一滴？ ～アルコール救急の pitfall ～ |
| 2章　Step Beyond BLS & ACLS | 7章　知って得する薬の御法度 |
| 3章　ECG アップグレード | 8章　高齢者虐待，児童虐待，DV ～虐待のエキスパートになる～ |
| 4章　救急室の困ったチャン | |
| 5章　うそか誠か？ とかくこの世は，騙し騙され… | 9章　ER での悲しい出来事 Grieving in ER |

### シリーズ既刊

❷ 救急で必ず出合う疾患編
□ 定価（本体 4,300円＋税）　□ B5判
□ 238頁　□ ISBN978-4-7581-0607-8

❺ 外傷・外科診療のツボ編 Part2
□ 定価（本体 4,300円＋税）　□ B5判
□ 220頁　□ ISBN978-4-7581-0653-5

❸ 外傷・外科診療のツボ編
□ 定価（本体 4,300円＋税）　□ B5判
□ 214頁　□ ISBN978-4-7581-0608-5

❻ 救急で必ず出合う疾患編 Part3
□ 定価（本体 4,300円＋税）　□ B5判
□ 222頁　□ ISBN978-4-7581-0698-6

❹ 救急で必ず出合う疾患編 Part2
□ 定価（本体 4,300円＋税）　□ B5判
□ 222頁　□ ISBN978-4-7581-0645-0

❼ 救急診療のキホン編 Part2
□ 定価（本体 4,300円＋税）　□ B5判
□ 248頁　□ ISBN978-4-7581-1750-0

発行　羊土社 YODOSHA
〒101-0052　東京都千代田区神田小川町2-5-1　TEL 03(5282)1211　FAX 03(5282)1212
E-mail：eigyo@yodosha.co.jp
URL：www.yodosha.co.jp/

ご注文は最寄りの書店，または小社営業部まで

ステップ ビヨンド レジデント
# Step Beyond Resident

第179回

**研修医は読まないで下さい！？**

研修医はこの稿を読んではいけません．ここは研修医を脱皮？した医師が，研修医を指導するときの参考のために読むコーナーです．研修医が読んじゃうと上級医が困るでしょ！

## 喘息治療 Tips Part2
〜喘息治療の基本って…？〜

福井大学医学部附属病院総合診療部　林　寛之

### 症状だけじゃ喘息は見抜けない？

　喘息治療の進歩は目覚ましい．昔は呼吸法などといって，ゆっくり呼気をさせるなどという指導がまことしやかに行われていた．あぁ，嘘みたいなホントの話．気合と根性じゃ，喘息は治せない．だって炎症だもの．気合と根性じゃ，この夏は乗り切れないのと同じ？

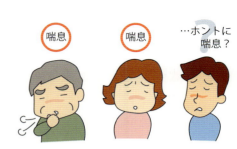

　喘息は実にコモンな疾患であるとともに，診断された人の3人に1人は実は喘息ではなかったという報告もあるから驚きだ．症状だけで喘息の診断をするのではなく，呼吸機能やピークフローの計測等をして診断しないといけない．慢性喘息のコントロールは確かによくなり，死亡率も劇的に低下した．しかし喘息を含め，よくある当たり前の疾患の急性増悪時に対する基本的治療は押さえておきたいね．

 **患者B　45歳　男性**　　　　　　　　　　　　　　　　　気管支喘息

　患者Bが風邪をひいて喘息発作が出たということで，救急外来を受診した．近医で処方されているいつもの吸入薬がもうなくなったので欲しいという．息も切れ切れで，続けて一文話すことはできなかった．喫煙歴もあるが，タバコをやめる気はさらさらないという．SpO2 93％（room air），呼吸数30回/分．
　研修医Sが診察し，聴診でも喘鳴を認め，β2刺激薬の吸入を開始した．吸入後，患者Bは楽になったと言い，SpO2は95％に改善．喘鳴は少し減ったが…．

**研修医K**

「え？ ピークフロー？ それ，どうやってやるんですか？ まぁ，本人は楽になったというので，希望通り吸入薬処方して帰していいっすか？ え？ いつももらっている薬なのにLABA（long acting beta agonist：長時間作用性β2刺激薬）はダメなんですか？ え？ ステロイド必要なんですか？ じゃ，吸入薬で…え！ 基本が全然ダメって！ へこむわぁ！」

## 喘息治療の基本の「キ」

　喘息の重症度を全然評価しないのは，治療効果の判定ができないため，実にまずい対応といえる．患者は少しよくなっただけで，「楽になった」と言って，騙されることがある（Chest, 121：329-333, 2002）．低酸素に慣れた患者は呼吸状態の認知機能が低下しているのだ．ちょうど高齢者が，真夏でも冷房を入れずに大丈夫と言い張るのと似ているよねぇ．反対に聴診で喘鳴が消えるまでずっと吸入治療をくり返すのも愚の骨頂．一文話せない状態であったのなら，必ずステロイドの全身投与が必要だ．慢性喘息のコントロールには確かにLABAが推奨されているが，まさかLABAを急性増悪のときに処方するなんて…論外．基本はSABA（short acting beta agonist：短時間作用性β2刺激薬）だろう．急性増悪でも使えるLABAも世に出てはいるが，救急外来ではやっぱりSABAでサバサバと治していきたい．ちなみにLABA-LABAとはインドネシア語で「蜘蛛」のこと，LAVAなら溶岩，loverはあなたの大事な人のこと！

## まずは重症度をチェック

　喘息患者をみたら，まずは重症度を把握すべし．治療効果を判定する意味でも最初の程度を知っておかないといけない．臨床的重症度判断を表1に示す．チアノーゼはかなり重症化しないと出てこない．途切れ途切れにしか話せない場合，一文まともに話せない場合は重症と判断し，すぐにβ2刺激薬吸入とステロイド全身投与を考慮しないといけない．

　喘息といえば，pulsus paradoxus（奇脈）と国家試験では出てくるが，重症喘息でも1/3には認めない．必ずしも重症度を反映せず，医者の間でもその所見をとる能力がばらばらであり，知っているとかっこいいが，実際にはほかの指標をみた方がいい．ちなみにKussmaul's sign（吸気時の頸静脈怒張）は右心系の圧亢進を意味する．喘息に限らず，緊張性気胸，心タンポナーデ，肺塞栓などでも起こる．それだけじゃ診断がつかないような"So what？"っていう身体所見って多いんだよねぇ．

表1　臨床的重症度判断

| | | 軽症〜中等症 | 重症 | 致死的 |
|---|---|---|---|---|
| 姿勢 | | 起坐呼吸の方が楽 | 前傾坐位で不穏 | 前傾坐位で意識低下 |
| 会話 | | 文章を話す | 単語のみ | 会話不能 |
| 呼吸数 | | <30回/分 | >30回/分 | >30回/分+非効率的・疲労 |
| 心拍数 | 大人 | 100〜120回/分 | >120回/分 | >120回/分+血圧低下・不整脈 |
| | 小児 | ≦125回/分 | >125回/分 | >125回/分+血圧低下・不整脈 |
| SpO₂ | | ≧90% | <90% | <90%+チアノーゼ |
| 呼吸音 | | 喘鳴 | 喘鳴 | silent chest（むしろ聞こえない） |
| PEFR（予測値・個人の最高値との比較） | | 60〜80% | <60% | <33%，測定不可能 |

PEFR：peak expiratory flow rate（ピークフロー）

## 1) PEFR

　客観的な指標を得るにはPEFR（peak expiratory flow rate：ピークフロー）は有用だ．力いっぱい息を吹いたときの流速を測定するもので，呼気時に気管支が狭くなる喘息の評価には最適で簡便といえる．しかし，残念ながら小児など人によってはヘタクソでうまくできない場合があるので，完全に信頼しきれるものではない．ただ，比較的安く，電子式測定器まであるので，喘息で通院中の患者にはぜひ1つ購入して，発作のないときの自己ベストがどれくらいなのかを把握しておいてもらおう．

　PEFRは通常時の最高値（自己ベスト）と比較することが重要．自己ベストまたは予測値と比べて，**80％以上いけば軽症，60〜80％なら中等症，60％を切れば重症**と判定する．予測値は身長と年齢によって左右される．

　今まで測定したことのない患者では最高値を予測しないといけない．成人男性なら通常500 L/分，成人女性なら400 L/分はあるだろうから，200 L/分を切るようならかなり重症と考えられる．吸入薬治療によって60 L/分以上は改善してほしいところ．100 L/分を切ったら，真剣に（もちろん，いつも真剣だけど）積極的に治療を進めていく必要がある．

　あくまでもPEFRは単独で意味を成すものではなく，入院決定や帰宅決定には使えず，再発の予測もできない（J Asthma, 38：127-132, 2001）．PEFRは重症の程度は予測できるが患者の全体像を把握したうえで参考にすべきである．

---

**重症度判定 Tips**
- チアノーゼなんて死にかけないと出てこない
- 途切れ途切れで一文話せない＋多汗 → 大発作（重症）と考えるべし
- PEFRは客観的指標として有用

---

## 2) 血液ガスはいつ測定するの？

　呼吸不全というとすぐに$PaO_2$が60 Torr以下だとか，$PaCO_2$が50 Torr以上だとか書いてあるが，やみくもに動脈血液ガスをとるのはいただけない．結構痛い手技を，低酸素血症や高炭酸ガス血症の事前確率が低いのに行うのは「いじめ」にほかならない．

　血液ガスの適応は，**① PEFRが予測値の25〜40％を下回る場合，② 意識障害がみられる場合，③ 喘息治療抵抗性（β2刺激薬およびステロイドの効果不良）の場合**である．PEFRが25％以上あれば，$PaCO_2$は45 Torr以下，pHは7.35以上あると予測できる（Ann Emerg Med, 11：70-73, 1982）．PEFR 40％以下なら血液ガスを推奨する（grade B：level Ⅱ-2）．多くの喘息患者は頻呼吸のため$PaCO_2$は低下しているのが普通である．ところが，頻呼吸のわりに，$PaCO_2$が正常値の場合は，むしろいよいよ$CO_2$が蓄積されてきたことを意味し，肺胞低換気が目前まで迫ってきていることを示す．

> 喘息での血液ガスの適応
> - PEFRが予測値の25〜40％以下
> - 意識障害
> - 喘息治療抵抗性の場合

### 3) SpO₂はどうなの？

大人のスタディでは，来院時のSpO₂は予後を反映しないという見解が多いが，小児のスタディでは**来院時SpO₂が90〜91％未満の場合は入院になる可能性が高く，治療も長くかかる（相対リスク6）**という．治療後SpO₂が91％以下の場合は入院となるオッズ比は6倍となる．

### 4) 超音波は便利！

喘鳴が強いからといって，喘息とは限らない．心不全により喘鳴を呈する（心臓喘息）ことがあり（41〜43％），呼吸音や起坐呼吸などでは喘息か心不全なのかの鑑別には役に立たない（Am J Emerg Med, 31：1208-1214, 2013／N Engl J Med, 347：161-167, 2002）．どうせ喘鳴が強いなら，まずβ2刺激薬の吸入をしちゃえなんて乱暴なことをすると，もし心不全なら入院期間が長くなってしまう．

もちろんS3（Ⅲ音）が聞こえれば，心不全といえるが，聞こえないからといって心不全の除外には役立たない（感度13％，特異度99％）．胸部X線写真で肺静脈うっ血（感度54％，特異度96％）もあれば心不全だけど，なければ除外できない．

一番役に立ちそうなのは既往歴だけど，それにもまして超音波の威力はすごい．**心駆出率，B line（小葉間隔壁や肺胞の水分貯留によるartifact），下大静脈虚脱率の3つを測定すれば，感度100％で心不全を除外できる**（Am J Emerg Med, 31：1208-1214, 2013）．もちろんBNP測定などもいいが，すぐに目の前でできる超音波っていいよね．

### 5) 胸部X線

胸部X線のルーチン撮影は推奨されない．しかし，通常の治療に反応しない場合には，**特に気胸や肺炎の合併は見逃したくない**．適応を表2に示す．

表2　喘息患者の胸部X線の適応

| |
|---|
| 入院を要する重症喘息 |
| 高度呼吸不全 |
| 合併症の疑い（気胸，肺炎，異物），うっ血性心不全の疑い |
| 治療抵抗性の喘息 |
| 免疫不全患者 |
| 説明不能の発熱 |

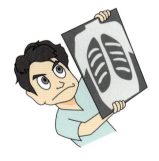

# Step Beyond Resident

## 喘息急性増悪に対する治療の基本

### 1) $CO_2$ナルコーシスと呼吸ドライブの関係

　　酸素化が重要なのは言うまでもない．$CO_2$ナルコーシスを恐れるあまり，$O_2$投与をケチり過ぎてはいけない．

　　そもそも$CO_2$ナルコーシスと名付けたところから，勘違いがはじまってしまった．本来は$HCO_3^-$ナルコーシスと説明するべきもの．人間は$O_2$と$CO_2$の両方の刺激から呼吸ドライブを得るものだが，慢性に$CO_2$が上昇することで，血中の$CO_2$濃度が上昇する．すると血中の$HCO_3^-$が上昇し，髄液へ移行する$HCO_3^-$が増え，髄液がアルカローシスになる．この状態（血中$HCO_3^-$が28 mEq/dL以上）が維持されると，髄液のアルカローシスも維持され，脳のホメオスタシスが狂い，もはや$HCO_3^-$濃度での呼吸ドライブが消失してしまう．結果として，$O_2$が唯一の呼吸ドライブを担うことになる．つまり髄液のアルカローシスが最低でも2日以上経過した後は，$O_2$のみが呼吸ドライブをコントロールすることになる可能性があり，いわゆる$CO_2$ナルコーシスになるため，低酸素が改善されると呼吸ドライブが止まってしまうことになる．

　　ただし，臨床現場で経験する多くの$CO_2$ナルコーシスは，在宅酸素療法を行っているCOPD患者のようにかなり慢性の経過をたどっている者に多く，通常は治療不要で元気な喘息患者が急性増悪で重症喘息になって$CO_2$がどれくらい蓄積しようと，$O_2$投与によって呼吸ドライブが止まってしまうことはない．「$HCO_3^-$ナルコーシス」とややこしい名前に変えないまでも，「慢性$CO_2$ナルコーシス」と呼べないものかと思ってしまう．実際臨床では，COPDの患者で$CO_2$が高値である場合に$O_2$を多く投与しても，呼吸ドライブが止まる患者群と止まらない群に分けられ，本当のところ$CO_2$ナルコーシスの機序はわかっていない点が多い．また$CO_2$ナルコーシスになる患者が本当に$O_2$のみで呼吸ドライブがコントロールされるのなら，$CO_2$ナルコーシスになり呼吸停止し，その後低酸素になればまた呼吸が再開するはずなのに，実際は呼吸が停止したままになってしまう．やはり呼吸ドライブをコントロールするのは$O_2$のみではないと推察される．それにCOPDと診断されていても，個人によっては病状の程度が異なり，常に髄液$HCO_3^-$が高値であるとは限らず，急性増悪時に呼吸筋の疲弊から$CO_2$が蓄積することがある．この場合はやはり$O_2$投与や補助換気に対する反応は異なってくる．

### 2) まずは$O_2$投与：$SpO_2$をみながら…$CO_2$ナルコーシスの呪縛から解放せよ

　　そもそも$CO_2$ナルコーシスを注意する（恐れる）あまり，低酸素を改善せず，低酸素脳症をつくっているのでは本末転倒．**普段は元気な喘息患者の急性呼吸不全では$CO_2$ナルコーシスなんて忘れてしっかり治療すればいいのである**．呼吸ドライブは止まらない！

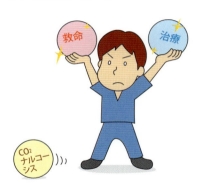

　　それに，もし$CO_2$ナルコーシスで自発呼吸が止まっても，人工換気さえすれば，患者を死なせずにすむ．自発呼吸が止まるのを恐れて十分な$O_2$投与をしなくて死んでしまうよりまし．まぁ抜管は時間がかかって大変になるけどね．結論を言えば，**重症呼吸不全で死にそうな場合は，急性であれ慢性であれ，$O_2$投与をケチって患者を見殺しにしてはいけない**ということ．もちろん，死が切迫していないような慢性に$CO_2$が蓄積しているCOPD患者には自発呼吸を残しつつひかえめな$O_2$投与をする方がいい．

ただし$O_2$が必要だとしても，盲目的に100％$O_2$を投与する必要はない．あくまでも$SpO_2$をみながら$O_2$量を調節すればいい．Rodrigoらによると，100％$O_2$投与でむしろ$PaCO_2$が上昇し，28％$O_2$では$PaCO_2$の低下を認めたと報告している．この違いが患者予後に影響しているかどうかは不明なのでそのまま臨床応用できないが，$SpO_2$を92％以上になるように調節していけばいいということ．

> × $CO_2$ナルコーシス → ○ $HCO_3^-$ナルコーシス
> ● 急性の呼吸不全では$CO_2$ナルコーシスは忘れていい
> ● たとえ$CO_2$ナルコーシスになったとて，人工換気すれば恐くない
> ● 死にそうな患者を，みすみす低酸素で見殺しにしてはいけない

##  β2刺激薬：reliever（発作治療薬）

β2刺激薬の歴史は100年にも及ぶ．急性期喘息治療の気管支拡張薬は何が何でもSABA，LABAはあくまでも慢性の喘息治療に使われる．ICS（inhaled corticosteroid：吸入ステロイド薬）/LABA吸入薬を慢性管理のみならず，発作時にも使用することもある（SMART療法）が，自宅で対応できる範囲内でということ．

使用量は，通常成人1回0.3〜0.5 mL（サルブタモールとして1.5〜2.5 mg），小児は1回0.1〜0.3 mL（サルブタモールとして0.5〜1.5 mg）．海外のガイドラインでは成人に対し0.5〜1.0 mLなので，日本の使用量はやや控えめというところ．20〜30分ごとに3回使用し，その後1〜4時間ごとに使用する．

スペーサー付きMDI（metered dose inhaler：定量噴霧式吸入器）の頻回吸入とネブライザーでは軽症〜中等症の喘息発作への有効性に変わりはない．ただし病院に来てまで，手持ちのMDIを使うのは患者満足度はイマイチなので，エビデンスとはうらはら，北米でも手持ちのMDIを使用するのはたった4％という…．

### 1）MDI吸入のしかた

スペーサーを使用しないとほとんどの薬剤が喉にくっついてしまい気管支の奥には到達しない（10〜15％）．また息を吸うタイミングが合わないと入っていかないが，スペーサーを使うとその難点は解消され，7〜8割の薬剤が奥の方に到達する．一番の問題はMDIの使用法をきちんと医師が患者に教育していないこと，正しい使用法を医師自身がよく知らないこと，スペーサーを使用せずにただ吸入薬を処方していることなどである（Ann Emerg Med, 26：308-311, 1995）．どうしてもβ2刺激薬吸入が使えない場合には経皮吸収型の貼付薬が日本にはある．

表3に正しい吸入法を示すので，ぜひテレビショッピングばりの名演技で実演して指導してほしい．吸入はできればMDIを使用した方がいい．

### 2）β2刺激薬の作用

実はβ2刺激薬ばかり使用するとdown regulationが働き，だんだん効かなくなってくる．β2刺激薬を8回以上使用して不整脈で死亡した症例も報告されているので，くれぐれもβ2刺激薬のみで一時的に緩和させて満足するようなことがあってはならない．後述するステロイドの

表3　正しい吸入法

| | 通常の吸入法（MDIを使用しない方法） |
|---|---|
| 1 | 吸入薬をよく振る．息を吐いてなるべく肺の空気を吐き出す |
| 2 | 吸入薬を加えて，息を吸いはじめたところで噴霧し，続けて大きく室内気を吸い込み，ところてん方式で肺の奥まで薬剤を押し込む |
| 3 | なるべく長く息を止める（10～15秒以上） |
| | MDIを使用する吸入法 |
| 1 | 吸入薬をスペーサー付きMDIにセットする（当たり前！） |
| 2 | まず息を吐いてなるべく肺の空気を吐き出しておく |
| 3 | そのまま，MDIをくわえた状態で，至適用量をスペーサー内に噴霧する |
| 4 | 5～6秒かけてゆっくり噴霧薬を吸い込む（このとき速すぎないように気をつける） |
| 5 | スペーサー内の空気を吸い込んだ後，続けて薬がところてん方式で肺の奥まで到達するように部屋の空気も大きく吸い込み，ウッと息を止める（10～15秒，なるべく長く） |
| × | シン○ーでも吸うように，スーハースーハー細かくスペーサー内の薬を吸入しても効かない．死腔を薬が行き来するだけ． |
| × | 速く吸い込みすぎると薬が喉についてしまう |
| × | 邪魔くさがってスペーサーを使わないと，ほとんどの薬が喉にくっつくだけで，気管支の奥には到達しない |

　併用でまたβ2刺激薬が効きやすくなってくる（up regulation）ので，ステロイドの同時使用は必須なのだ．

　また，β2刺激薬の副作用として血清カリウム低下，動悸，振戦がある．アミノフィリンを併用すると交感神経刺激の副作用は増加してしまう．反対に高カリウム血症の治療にβ2刺激薬の吸入（緊急時には4 mLもの大量を吸入させる）を使用するのを思い出した人も多いのではないかしらん．

　β2刺激薬としてレバルブテロール（levalbuterol）はアルブテロールの異性体のL体とS体のうち，L体のみを抽出したものである．アルブテロールはL体とS体が半分ずつ入っているが実はL体は気管支拡張作用があるのに対して，S体にはほとんど気管支拡張作用がない．しかし，レバルブテロールは救急室でのアルブテロールと比べて大きな優位性はない．

## ステロイド：controller（長期管理薬）

　喘息の病態の主体が炎症なので，喘息の早期治療にステロイドを短期集中で投与するのが原則．早期ステロイド全身投与は，① 中等症以上の喘息発作，または ② β2刺激薬吸入1回に反応しなかった場合に使用する．救急受診1時間以内のステロイド全身投与は入院を減らす（NNT＝8）．

　また，ステロイドの効果発現は約4時間以降と思われていたが，実は抗炎症作用は早期と晩期にみられる．早期の効果としては，ステロイド全身投与後数分で現れ，血管収縮作用により，粘液産生を抑制し，β2受容体のup regulationにより，β2刺激薬の感受性を上げる．β2刺激薬だけで長く戦うと，β2受容体の感受性が落ちて，β2刺激薬の効果が出にくくなるのに対して，ステロイドの併用は，β2刺激薬の効果を発現しやすくし，一挙両得である．

### 1）全身投与（経口，静注）

ステロイドの効果は経口でも静注でも変わりがない．プレドニゾロン 1 mg/kg 経口×3〜5日間（初日のみ1.5 mg/kgのレジメンもあり．最大50〜60 mg．用量はガイドラインによって幅がある．漸減不要），またはメチルプレドニゾロン125〜250 mg静注（1〜2 mg/kg）投与．デキサメタゾン（4〜8 mg，0.6 mg/kg静注または経口）1〜2日投与であってもプレドニゾロン5日間投与と効果は変わりがない．ベタメタゾンは残念ながら適用量を使用しようとするとかなりの量になってしまうため，小児で至適用量で使用するのは難しい．

### 2）吸入ステロイドの役割は？

喘息の急性増悪では吸入ステロイドでは戦えない．一方，**全身投与（経口，静注）に加えて，吸入ステロイドを高用量併用することで，治療効果が上がる**（Am J Respir Crit Care Med，171：1231-1236, 2005／Chest，130：1301-1311, 2006）．カナダのガイドラインでは救急から帰宅時には経口のみならず吸入ステロイドの処方も推奨されている．吸入は慣れていないと最初はヘタクソなこともあり，早めに処方し練習してもらうのはいい．

ベクロメタゾン400 μg/日未満（＝フルチカゾン200 μg/日未満）の吸入ステロイドでは，通常小児において，副腎不全は生じないと考えられている．1,000 μgを超える際は口腔内真菌感染のリスクが出てくるため，うがいが必要（低用量でもうがいを推奨）．小児でも可能なら吸入ステロイドも処方すべし．

### 3）ステロイドアレルギーに要注意

コハク酸エステルのステロイド〔ヒドロコルチゾン（ソル・コーテフ®，サクシゾン®），メチルプレドニゾロン（ソル・メドロール®）〕はアスピリン喘息の患者では，10％の確率で余計アレルギーを誘発して悪化する羽目になってしまう．急速静注で，呼吸停止の報告もあるので，くれぐれもコハク酸エステルのステロイドはワンショットで注射するのは避けた方が無難だ．アスピリン喘息がはっきりしている場合は，デキサメタゾンを4〜8 mg点滴すればよい．リン酸エステルのステロイド〔デキサメタゾン（デカドロン®），ベタメタゾン（リンデロン®）〕は安心して使える．

アスピリン喘息は，鼻茸やアトピー，好酸球性副鼻腔炎などに合併することがある．喘息はウイルス感染で悪化することも多く，発熱に対して安易にNSAIDsを処方してしまうとアナフィラキシーで死亡してしまうこともある（判例タイムズ，750：221-232, 1991／判例タイムズ，786：221-225, 1992）．NSAIDsの湿布薬で重症喘息発作からICUに入院になった患者もいたから，内服薬だけ聞いてもダメなんだよねぇ．おぉ，怖い！

---

**ステロイド＝β2刺激薬と治療の両輪**
- デキサメタゾン×1〜2日 ≒ プレドニゾロン×5日間
- 全身投与（経口，静注）に加えて，吸入ステロイドも処方せよ
- アスピリン喘息にはデキサメタゾンを使用すべし

## 抗コリン薬吸入

抗コリン薬といえば，COPDで使われる印象があるが，**中等症以上の喘息ではβ2刺激薬吸入に加えて，短時間作用性抗コリン薬（short acting muscarinic antagonist：SAMA）吸入が推奨される**（grade A：level I）．SAMAの単独使用はダメ．抗コリン薬を2噴霧ずつ15分間隔で数回吸入し，以後6時間ごと吸入．救急室で重症喘息患者にβ2刺激薬吸入とSAMAを使用すると入院を減らすことができた（Cochrane Database Syst Rev, 1：CD001284, 2017）という報告があるが，軽症〜中等症の喘息ではSAMAの追補的効果はない．SAMAにはイプラトロピウム（アトロベント®）があるが，臭化オキシトロピウム（テルシガン®）は発売中止になってしまった．

ちなみに慢性喘息のコントロールに長時間作用性抗コリン薬（long acting muscarinic antagonist：LAMA）がステップ2から推奨されるようになった（喘息予防・管理ガイドライン2018）．しかし，あくまでも慢性の管理なので，救急室でLAMAを使ってはダメ．SAMA様なのだ．LAMAとLABAの配合剤は救急室では出番はない．

---

**喘息治療には上手な薬の使い方を**
- 救急で使うなら絶対SABA
- ステロイド全身投与は，救急来院1時間以内
- デキサメタゾンなら1〜2日投与でいい
- SAMAは必ずβ2刺激薬吸入と併用を

---

## 喘息治療のPitfalls

これまでのこともふまえ，喘息治療では表4に示すことを気をつけてほしい．

表4　喘息診断のPitfalls

| |
|---|
| 喘鳴の音の大きさと重症度は比例しない |
| 急に悪化した喘息は薬剤（アスピリンなど）や食事が関与している疑いがある |
| β2刺激薬が効果のない喘息は，ほかの疾患（気胸，肺炎，心不全，肺塞栓など）を有している可能性あり |
| 成人発症の喘息は職場の環境因子が関与している可能性あり（成人発症喘息の5〜20%） |
| 睡眠障害は実は喘息である可能性あり |
| 呼吸不全の評価に血液ガスは多くの場合不要 |
| 薬の作用を考えずに治療してはいけない．喘息治療薬は慢性の維持のためのcontroller群と，急性の症状改善のためのreliever群に大別される．薬効と役割を整理して覚えておく必要あり |
| β2刺激薬の使いすぎはdown regulationのため効かなくなってくる |
| ステロイドの早期短期療法でβ2刺激薬のup regulationも期待できる |
| ピークフローを侮るな．…単独では意味を成さないが，非常に有用な情報，治療効果を判定できる |

*Check！ 文献*

1) Shawn D, et al：Reevaluation of Diagnosis in Adults With Physician-Diagnosed Asthma. JAMA, 317：269-279, 2017
    ↑カナダ・オタワの研究．過去5年以内に医師から喘息と診断された18歳以上の成人患者を無作為に抽出し，613人を追跡調査した．在宅ピークフロー，症状モニタリング，スパイロメトリー，および気管支誘発試験で評価．喘息を否定された患者は，1年間気管支誘発試験をくり返し，臨床的に追跡した．その結果，203人（33.1％）が喘息ではなかった．12人（2.0％）は重篤な心・呼吸器疾患（虚血性心疾患，声門下狭窄，気管支拡張症，間質性肺疾患，肺高血圧症，サルコイドーシス，気管支軟化症）であり，喘息と誤診されていた．トホホ．

2) Rodrigo GJ, et al：Effects of short-term 28％ and 100％ oxygen on PaCO2 and peak expiratory flow rate in acute asthma：a randomized trial. Chest, 124：1312-1317, 2003
    ↑74人と小規模スタディだが，28％$O_2$投与群と100％投与群を比較検討したところ，100％$O_2$投与群では$PaCO_2$上昇を認めた．臨床的パラメーターではないので，これをそのまま鵜呑みにする必要はないが，一律にガンガン$O_2$を投与するよりも$SpO_2$をみながら$O_2$を投与すればいいってことかも．

3) Keeney, et al：Dexamethasone for Acute Asthma Exacerbations in Children：A Meta-analysis. Pediatrics, 133：493-499, 2014
    ↑プレドニゾロン5日間とデキサメタゾン1〜2日間を比較検討した6つの論文のシステムレビュー．効果は変わりなく，デキサメタゾンってすごく楽！

4) Paniagua N, et al：Randomized Trial of Dexamethasone Versus Prednisone for Children with Acute Asthma Exacerbations. J Pediatr, 191：190-196, 2017
    ↑557人の小児でデキサメタゾン単回投与（0.6 mg/kg）とプレドニゾロン（1.5 mg/kg/初日→1 mg/kg/日×2〜5日間）を比較検討．症状，入院，生活の質，救急受診，嘔吐どれも有意差なしだった．

5) Leccess PA：Randomized Trial of Dexamethasone Versus Prednisone for Children with Acute Asthma Exacerbations. J Emerg Med, 54：388-388, 2018
    ↑590人（1〜14才）の喘息患児においてプレドニゾロン（1.5 mg/kg/初日→1 mg/kg/日×2〜5日目）とデキサメタゾン0.6 mg/kg/日（最大12 mg）×2日を比較検討．7日後の症状，生活の質ともに変わりなし．

6) Papi A, et al：Asthma. Lancet, 391：783-800, 2018
    ↑**必読文献**．喘息のマネジメントについてよくまとまっている．

7) Hodder R, et al：Management of acute asthma in adults in the emergency department：nonventilatory management. CMAJ, 182：E55-67, 2010
    ↑**必読文献**．カナダのガイドラインに沿って詳説．

8) Villa-Roel C, et al：Effectiveness of Educational Interventions to Increase Primary Care Follow-Up for Adults Seen in the Emergency Department for Acute Asthma：A Systematic Review and Meta-Analysis. Acad Emerg Med, 23：5-13, 2016
    ↑5つの論文のメタ解析．救急室退室時の喘息教育により，かかりつけ医受診率は高くなったが，再発率や入院率には大きな影響を与えなかった．かかりつけ医がどれくらいガイドラインに沿った治療や教育をしているかは評価していないからねぇ．

### 進化する慢性の喘息管理・治療

2018年の日本のガイドラインにおいて，治療ステップ2ではLAMAが，治療ステップ4には抗IL-5抗体製剤，抗IL-5受容体α鎖抗体製剤，気管支熱形成術（bronchial thermoplasty）が追加された．喘息感受性遺伝子の解明も進み，さらなる難治性喘息の治療が加速されるだろう．慢性喘息のコントロールがどんどんよくなると，最重症の急性増悪にはめったにお目にかからなくなってきて，それはそれでいい世のなかになった．

しかし，なんと喘息だと思ったら，違ってた！ となると喘息治療が効かないのもうなづける．喘息と決めつけないで鑑別もきちんと考えるべし（表5）．

### 古今東西喘息の誘因もいろいろ

救急室から帰宅する際に喘息患者教育はすごく重要であるが，その効果はイマイチという．いつ再受診すべきか，どうフォローアップすべきか，どうモニタリングすべきかなどきちんと説明する必要がある．吸入ステロイドはすぐに効いたという感じがないため，アドヒアランスがどうしても悪い．ステロイド吸入を真面目にしないと，結局喘息の重症化を招くことを強調しておこう．喘息が急性増悪したときは吸入ステロイドを倍量投与（500～1,600 µg×7～14日）するが，本来なら全身投与をすべきだ．

また喘息の誘因（表6）があれば可能な限り避けるように指導する．

運動誘発性喘息〔運動負荷でFEV1（1秒率）が10～15％以上低下〕では誘因を避け，非薬物療法（入念なウォームアップなど）や薬物療法をしっかり指導することが必要．運動15分前にSABAを使用し，必要に応じ予防としてステロイド吸入を第1推奨で使用（運動前のステロイド吸入は推奨されない）．ロイコトリエン受容体拮抗薬は第2推奨．LABAを毎日使用するのは副作用を懸念して推奨されないので，何でもかんでもLABAを処方しないこと．一方で，運動前の肥満細胞安定薬は推奨．

表5　喘息との鑑別診断

| | |
|---|---|
| 気道狭窄：気管内結核，腫瘍，異物 | 気管軟化症 |
| 声帯機能不全（VCD） | 気管支拡張症 |
| 気胸，肺炎，肺塞栓 | 喘息とCOPDのオーバーラップ（ACO） |

VCD：vocal cord dysfunction
ACO：asthma-COPD overlap

表6　喘息の誘因

| | |
|---|---|
| 食物，飲酒，運動 | 薬物（NSAIDs，β2遮断薬など） |
| 大気汚染物質，浮遊真菌，気象変化 | ダニ，ペット |
| タバコ煙，職場における増悪因子 | ストレス（肉体的，精神的） |
| 便意，排便，くしゃみ | アイスクリーム（冷感刺激），オリンピック（興奮） |

喘息がありながら，ペットをもつのはなかなか厳しい．家族に喫煙者がいるとそれが喘息の誘因になる．ベランダに出て吸っても，煙は粒子なので喫煙者の服に付着してしまうため，意味がない．1日の気温差が激しくなる季節の変わり目や低気圧が来ると喘息発作が出やすくなるが，こればかりはうまく避けられないねぇ．ストレス（徹夜明けや過労，受験，テロ，災害，精神的ストレス）も喘息発作の誘因になりうる（Am J Respir Crit Care Med, 151：249-252, 1995／J Psychosom Res, 73：122-125, 2012）．楽しい笑いは喘息にはいい影響があるという報告もある（Physiol Behav, 81：681-684, 2004）．しかし，笑い関連喘息などという報告もあり，運動との関連が深いというが，質問紙での研究で，かつ喘息入院の多いコントロールが比較的ダメチンな患者が多かったので，笑いが本当に誘発しているかどうかは疑わしい（J Asthma, 41：217-221, 2004）．水泳は一般に喘息にいいと考えられる一方，スキューバダイビングはいまいちよくないと考えられているが，これらはあくまでも個別に考えないといけない（Sports Med, 33：109-116, 2003）．便意が強くて喘息発作が誘発されたり〔Intern Med, 52：685-687, 2013（日本の報告）〕，排便により喘息が誘発されたり〔副交感神経の刺激が誘因になると考えられ，抗コリン薬で予防できた症例（J Emerg Med, 18：195-197, 2000）〕する症例もある．「あぁ，ウンチ出そう」と思ったら抗コリン薬を予防内服するとか…あぁ便秘になりそう…．あとは，花粉などの侵入を考えると，鼻毛はあった方がいい．鼻毛が少ないと喘息発作が出やすいという報告もある（Int Arch Allergy Immunol, 156：75-80, 2011）．鼻毛がぼうぼうと生えている人を見たら，喘息予防のためなんだなぁと思って優しく眺めてあげよう（笑）．

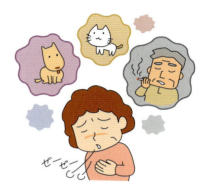

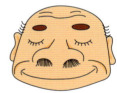

鼻毛も案外悪くない？

### Check！文献

9) Israel E, et al：Severe and Difficult-to-Treat asthma in adults. N Engl J Med, 377：965-976, 2017
   ↑慢性難治性重症喘息のフェノタイプの解説と抗IgE抗体や抗インターロイキン抗体に関してわかりやすく解説．

10) Boulet LP & O'Byrne PM：Asthma and exercise-induced bronchoconstriction in athletes. N Engl J Med, 372：641-648, 2015
    ↑必読文献．運動誘発性喘息の診断治療を詳説．声帯機能不全，鼻炎，胃食道逆流，過換気症候群などをきちんとまず除外すべし．

11) Parsons JP, et al：An Official American Thoracic Society Clinical Practice Guideline：Exercise-induced Bronchoconstriction. Am J Respir Crit Care Med, 187：1016-1027, 2013
    ↑アメリカ胸部学会の運動誘発性喘息ガイドライン．必読文献．箇条書きで非常に読みやすい．

12) White J, et al：Guidelines for the diagnosis and management of asthma：a look at the key differences between BTS/SIGN and NICE. Thorax, 0：1-5, 2017
　↑主に慢性喘息の管理面において，アメリカ，イギリス，スコットランドのガイドラインを比較．

13) Indinnimeo L, et al：Guideline on management of the acute asthma attack in children by Italian Society of Pediatrics. Italian Journal of Pediatrics, 44：46-55, 2018
　↑イタリアの小児喘息のガイドライン．中等症以上ではSAMA追加．FEV1が60％未満ならマグネシウムを使用してもいいとなっている．ロイコトリエン受容体拮抗薬は急性期治療では出番がない．

14)「喘息予防・管理ガイドライン2018」（一般社団法人日本アレルギー学会喘息ガイドライン専門部会／監），協和企画，2018）
　↑日本アレルギー学会の喘息予防管理ガイドライン．

15)「小児気管支喘息治療・管理ガイドライン2017」（荒川浩一，他／監，日本小児アレルギー学会／作成），協和企画，2017
　↑WEBで閲覧可能．さすが日本小児アレルギー学会，太っ腹！素晴らしい．

### Check！WEB

1）Global Initiative for Asthma：2018 GINA Report, Global Strategy for Asthma Management and Prevention, 2018
https://ginasthma.org/download/832/
　↑喘息の世界標準となっているガイドライン．

## No way！アソー！モジモジ君の言い訳

～そんな言い訳聞き苦しいよ！
No more excuse！No way！アソー（Ass hole）！

×「小児ってどうせ吸入ヘタでしょうから，テオフィリン処方すればいいでしょう」
→いえいえ，小児もきちんと吸入を教えて処方しましょう．

×「吸入薬を出しておきますから，スパスパッと吸っておいてください」
→吸入薬を処方するときは，その使用法をきちんと指導しなければいけない．特にβ2刺激薬のMDIはスペーサーを使用すれば，救急室で行うネブライザーに効果は匹敵するのだから，きちんと教えておけば，夜中に起こされる回数は減ること間違いなし！

×「血液ガスで$PaCO_2$は正常値ですし，つらそうな割にたいしたことはないですね」
→喘息発作では頻呼吸から$PaCO_2$は低下しているのが当たり前．$PaCO_2$が正常値になっているのは，$CO_2$が蓄積してきている証拠だ．いよいよガクンと悪くなってしまうぞ！

×「$PaCO_2$が80 Torrもありますし，$O_2$投与は控えめにしたほうが…」
→馬鹿チン！急性の喘息発作では，$CO_2$ナルコーシスなんて起こらない．$O_2$投与をケチったら打ち首獄門だ！$SpO_2$をみながら調節すべし．

×「かかりつけの医者がいるようなので,ステロイドはそこでもらってくださいって言ったんです」
→β2刺激吸入薬のみ処方なんて…中等症以上の喘息ではステロイド全身投与は必須.帰宅時に吸入ステロイドも処方すべし.肝心な治療をしないで患者を帰しちゃダメ.

×「抗コリン薬吸入ってCOPDの高齢者に使う薬ですか?」
→中等症以上の喘息でも抗コリン薬吸入は使用するんだ.忘れないで.

×「自分もタバコ吸ってますから,さすがに患者にまでタバコを吸うな,なんて言えなくて…」
→患者教育もできないなんて,医者失格!

×「ソル・メドロール®を静注したのに,余計喘息が悪くなったようで…」
→アスピリン喘息の患者には,コハク酸エステルのステロイドはダメ!

×「トイレがしたくなると,おなかがキリキリして喘息が出るっていうんですが,そんな馬鹿な…」
→それは症例報告レベルだが,ありうるよ.抗コリン薬で予防できる.

---

**林　寛之(Hiroyuki Hayashi):福井大学医学部附属病院救急科・総合診療部**

冬は寒くて,夏は暑い.ERアップデートin沖縄では大いに沖縄を満喫し,研修医と楽しく語らうことができてよかった.今年は実に日本の四季がはっきりして風情がある…っていいたいけど,ちょっと気温が極端すぎて,体がついていかない.ついつい出不精になり,少年ジャンプを読む元気もなくなってきた…まずい.今年は少年ジャンプ発売50周年記念だから,長年の付き合いのある身としてはここで一念発起してもう少し頑張ろうっと!

| | | |
|---|---|---|
| 1986 | 自治医科大学卒業 | 日本救急医学会専門医・指導医 |
| 1991 | トロント総合病院救急部臨床研修 | 日本プライマリ・ケア連合学会認定指導医 |
| 1993 | 福井県医務薬務課所属　僻地医療 | 日本外傷学会専門医 |
| 1997 | 福井県立病院ER | American College of Emergency Physicians |
| 2011 | 現職 | Licentiate of Medical Council of Canada |

★後期研修医大募集中! 気軽に見学にどうぞ! Facebook⇒福井大学救急部・総合診療部

## Book Information

### 改訂第3版
### ステロイドの選び方・使い方
### ハンドブック

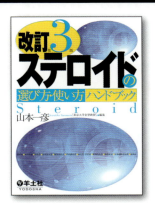

編集／山本一彦

□ 定価（本体 4,300円＋税）　□ B6判　□ 375頁　□ ISBN978-4-7581-1822-4

- 具体的な処方例・幅広い疾患の解説などいいところはそのままに，内容のアップデートを行い，新規項目を追加．
- 対応疾患は48！さらに充実の1冊となりました．

「ステロイドの実用書といえばこの1冊」の大好評書が改訂！

---

### ライフステージや疾患背景から学ぶ
### 臨床薬理学

テーラーメイド薬物治療の基本知識と処方の実際

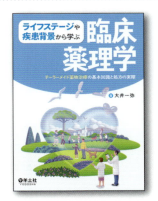

著／大井一弥

□ 定価（本体 3,700円＋税）　□ B5判　□ 190頁　□ ISBN978-4-7581-0936-9

- コアカリの「テーラーメイド薬物治療」を網羅した画期的なテキスト
- 薬物治療で考慮すべき重要因子をおさえることができる！
- 章末のチェック問題は国家試験に頻出の薬剤をセレクト！

「これからの薬剤師に求められる臨床能力」を意識した新テキスト

---

### 病態で考える
### 薬学的フィジカルアセスメント

41の主訴と症候から行うべきアセスメントがわかる

新刊

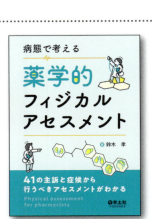

著／鈴木 孝

□ 定価（本体 3,800円＋税）　□ B5判　□ 294頁　□ ISBN978-4-7581-0940-6

- 41に及ぶ主訴・症候ごとに，考えられる原因疾患を病態をふまえて解説！
- 病態把握のために必要なアセスメントと方法，評価を根拠から解説！
- よりよい薬物治療，薬学的管理にすぐに活かせる！

症状に応じた適切なフィジカルアセスメントで，病態把握に役立つ！

---

発行　羊土社 YODOSHA

〒101-0052　東京都千代田区神田小川町2-5-1　TEL 03(5282)1211　FAX 03(5282)1212
E-mail：eigyo@yodosha.co.jp
URL：www.yodosha.co.jp/

ご注文は最寄りの書店，または小社営業部まで

# ドクターSの診療ファイル Part2

## SDHから探る，患者に隠れた健康問題とは？

健康の社会的決定要因（SDH）の概念を駆使し，シャーロック・ホームズさながらの推理で診療を行うイケメン指導医『ドクター S』．今日も研修医とともに患者さんの健康問題を掘り下げて支援します！

シリーズ企画／柴田綾子

## Case1　SDHから考える本当の禁煙支援とは

監修／近藤尚己　　執筆／柴田綾子

## 健康の社会的決定要因（SDH）とは

　SDH（social determinant of health）とは**人々の病気や健康に影響を与える社会的な要因全般**をいいます．現在では「健康・病気」は，個人の遺伝子や行動の結果ではなく，人を取り巻く文化・地域・環境・制度などが影響した結果だと考えられています．米国医学研究所（institute of medicine）は**表**の11項目を電子カルテで収集すべき，診療で重要な社会・行動因子として紹介しています[1, 2]．

　また，**疾患はライフコース，つまり生まれる前から少年期・青年期を経て成人期・老年期に至る過程においての社会・家庭環境からも大きく影響を受けている**ことがわかっています．診察室での病歴聴取のなかで，人生の各場面でのSDHについて聞くことで，解決へのヒントが得られることがあります．

### 表　診療で重要な社会・行動因子

| | |
|---|---|
| 1 | 人種（race or ethnic group） |
| 2 | 学歴（education） |
| 3 | 経済的基盤（financial-resource strain） |
| 4 | ストレス（stress） |
| 5 | うつ状態（depression） |
| 6 | 運動・身体活動（physical activity） |
| 7 | 喫煙・受動喫煙（tobacco use and exposure） |
| 8 | 飲酒（alcohol use） |
| 9 | 社会的つながり（social connection or isolation） |
| 10 | 家庭内暴力（intimate-partner violence） |
| 11 | 近隣・コミュニティ（neighborhood and community） |

文献2を参考に作成．

# ある日の外来にて

**研修医A**：中村さん，前にもお伝えしたように喫煙は体にとても悪いんです．肺がんや咽頭がんのリスクになります．「百害あって一利なし」なんですよ．禁煙外来に行きましょう！予約しますね？

**中村さん**：禁煙外来…，ちょっと待ってください．そう言ってもなかなか難しいんですよ〜．

● **患者さんが帰宅後**

**ドクターS**：どうだった？

**研修医A**：ずっと前から禁煙を勧めているんですが，まだ喫煙されています．禁煙外来を勧めましたが，それすら行ってくれません．

**ドクターS**：中村さんは，なぜ禁煙が難しいんだろうか？

**研修医A**：ニコチンの中毒性ではないでしょうか？一度喫煙をはじめると，なかなか辞められないと聞きました．

**ドクターS**：そうだね．では，何で禁煙外来に行くのは難しいと言ったんだろうか？

**研修医A**：？？？

**ドクターS**：タバコはSDHが深くかかわっているんだよ．

**研修医A**：エス・ディー・エイチ？？新しいアイドルグループの名前ですか？

## Question 中村さんに禁煙指導の効果が出ない理由は何でしょうか？

- **症　例**：47歳男性．身長165 cm，体重68 kg．
- **現病歴**：高血圧で加療中．2カ月ごとの薬の処方のために診療所に通院中．
- **社会歴**：賃貸マンションで妻と2人暮らし，子どもは1人（遠方）．建設業．

● **解説1 ▶▶▶ タバコとSDH**

　タバコの喫煙率に関連する因子として年齢・健康上の障害・学歴・年収・居住地域・精神疾患・職業・人種・性別・ジェンダー・違法薬物使用等があげられています[3]．日本の研究において，40歳代男性では，最終学歴が中学の人の喫煙歴は57.8％，大学の人の喫煙歴は35.1％と有意な差がありました[4]．喫煙は，**本人のおかれた社会的な状況の影響を受ける**こと，例えば教育機会に恵まれなかった人ほど喫煙している場合が多いことがわかります（**図**）．また，禁煙外来にかかる費用についても考慮が必要です．禁煙外来の通院は3割負担の場合3カ月で1万3,000円〜2万円かかります（初診料＋ニコチン依存症管理料＋院外処方箋料＋調剤料＋禁煙補助薬）[5]．

　したがって，禁煙を勧める場合には ① よりわかりやすい言葉で説明すること，② 禁煙にかかる費用について説明することが重要です．

```
幼少期の              喫煙開始              禁煙行動              喫煙による
受動喫煙                                                        健康障害や問題
```

・胎児期の曝露      ・職場環境           ・ニコチン中毒       ・喫煙による合併症
・両親の喫煙          （喫煙者の多い環境）  ・禁煙治療の費用負担 ・健康を害する住居
                    ・慢性ストレス        ・社会的支援の欠如   ・頻回の転居
                    ・喫煙の害の無知      ・支援を求めにくい   ・健康保険の欠如
                    ・自己肯定感の低さ    ・共感し合える人か   ・仕事を休みにくい
                                          らの支援を得られ   ・病院へ行きにくい
                                          にくい             ・医療サービスで差別
                                                              をうけた経験
                                                            ・貧困

**図　喫煙にかかわるライフコースとSDHの例**
文献6を参考に作成．

---

**Answer　中村さんに禁煙指導の効果が出ない理由は何でしょうか？**

① 職場で喫煙している人が多く，喫煙は普通だと思っていた
② 外来での医学的説明が難しく十分に理解できなかった
③ 禁煙外来にかかる費用がわからず決断できずにいた

などが考えられます．

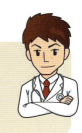

➡ **こうしてみよう！**

1. 喫煙してしまう要因について，一歩踏み込んで聞いてみよう
2. よりわかりやすい言葉でタバコの有害性を説明しよう
3. タバコの値段と禁煙外来の費用を比較して説明しよう

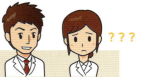

## 診療へのSDHの活かし方

**研修医A**：なるほど，SDHが重要ということはわかりました．そうは言っても忙しい診療のなかで患者さんの背景まで全部考慮するのは難しいですよね．

**ドクターS**：そうだね．SDHは治療が上手くいかないときのヒントになったり，治療効果をもっと高めるために使える情報だよ．診療の「道具の1つ」として考えてみてはどうだろう．例えば，実は中村さんの職業の「建築業」は，米国CDC（centers for disease control and prevention：疾病対策センター）のレポートでは喫煙率が高い業種といわれているんだ[3]．そして，SDHのようなプライベートな情報を教えてもらうには，まずは患者さんと信頼関係をつくることが大切だよ．

● 解説2 ▶▶▶ 診察室でSDHの情報を活用するコツ

　複数の慢性疾患をもつ人へのアンケートでは，40％以上が**「医師は自分がお金・交通・食事などで困っていることに気づいていない」**と回答しています[7]．SDHの情報を引き出す一番の方法は，患者さんに**「生活や社会面で困っていることはないですか」**と質問することです[8]．カナダの研究では「月末にお金のやりくりに困ったり，経済的に困ることはありますか？」という質問は感度98％，特異度64％で貧困状態を見つけだすという報告があります[8]．

　McGill大学のホームページからは，医師が臨床現場でSDHを活用するためのツールキット（treat, ask, refer, adovocate）がダウンロードできます[9]．

### ① treat（治療する）
　treatには"治療する"と"扱う"という意味があります．治療するだけでなく，患者さんの生活を扱うのが医療者の仕事です．
　患者さんの**生活を尊重し，話を聞く姿勢**が重要です．

### ② ask（質問する）
　**（健康だけでなく）生活で困っていることがないか，質問をしてみましょう．**
　仕事，育児，教育，食事，家庭内暴力，差別，引きこもりや孤立などについて患者さんへ聞いてみましょう．

### ③ refer（適切な支援先へつなぐ）
　**医師が1人で解決できることは少ししかありません．**診察室から適切な窓口や支援先へつないだり，行政やNGOなどのサポート情報を提供しましょう．

### ④ advocate（活動する）
　地域づくりや地域での多様な組織連携の会に参加しましょう．地域の影響力の強い人たちやリーダーと交流し，情報交換しましょう．地域包括支援センターが行っている地域ケア会議＊に参加するのがお勧めです．

　＊地域ケア会議とは
　　地域包括支援センターが行っている会議．地域ケア会議では，個別の事例だけでなく，地域のネットワークづくりや地域の健康づくりの在り方について医療者・介護者含め多職種で話しあっており，参加すると地域の医療・介護・健康について学ぶことができます[10]．

● 解説3 ▶▶▶ SDHに対する各国の取り組み

　2018年6月に日本プライマリ・ケア連合学会は「健康格差に対する見解と行動指針」を発表しました[11]．厚生労働省の健康日本21（第二次）では「健康格差の縮小」が目標の1つになりました[12]．米国では2010年にhealthy people 2020という政策でSDHに重点をおき，健康的な社会環境づくりを目標に掲げています[13]．WHO（World Health Organization）では，2013年に政策横断的に健康を考慮するプロジェクト（health in all policies：HiAP）を掲げ，米国[14]，欧州，タイ，オーストラリア等を中心に導入が広がっています[15]．

※筆者注：NHKの人気番組「総合診療医 ドクターG」からタイトルアイデアをいただきました．

## 引用文献

1) 「Capturing Social and Behavioral Domains and Measures in Electronic Health Records:Phase 2」〔Institute of Medicine (U.S.). Board on Population Health and Public Health Practice, ed〕, National Academies Press, 2015
2) Adler NE & Stead WW:Patients in context--EHR capture of social and behavioral determinants of health. N Engl J Med, 372:698-701, 2015
3) the Center for Public Health Systems Science (CPHSS):Health Equity in Tobacco Prevention and Control. 2015
   https://www.cdc.gov/tobacco/stateandcommunity/best-practices-health-equity/pdfs/bp-health-equity.pdf
4) Tabuchi T & Kondo N:Educational inequalities in smoking among Japanese adults aged 25-94 years:Nationally representative sex- and age-specific statistics. J Epidemiol, 27:186-192, 2017
5) ファイザー株式会社 すぐ禁煙.jp. STEP3 禁煙外来について学ぶ(禁煙外来っていくらかかる?):
   https://sugu-kinen.jp/treatment/cost/
6) Belinda Loring:Tobacco and inequities Guidance for addressing inequities in tobacco-related harm. 2014
   http://www.euro.who.int/__data/assets/pdf_file/0005/247640/tobacco-090514.pdf
7) Iezzoni LI, et al:Development and preliminary testing of the health in community survey. J Health Care Poor Underserved, 26:134-153, 2015
8) Andermann A & CLEAR Collaboration:Taking action on the social determinants of health in clinical practice:a framework for health professionals. CMAJ, 188:E474-483, 2016
9) CLEAR Collaboration.Download the CLEAR toolkit:
   https://www.mcgill.ca/clear/download
10) 厚生労働省:地域ケア会議の概要.
    https://www.mhlw.go.jp/seisakunitsuite/bunya/hukushi_kaigo/kaigo_koureisha/chiiki-houkatsu/dl/link3-1.pdf
11) 日本プライマリ・ケア連合学会:健康格差に対する見解と行動指針. 2018
    https://www.primary-care.or.jp/sdh/fulltext-pdf/pdf/fulltext.pdf
12) 厚生労働省:健康日本21(第二次). 2012
    http://www.mhlw.go.jp/bunya/kenkou/dl/kenkounippon21_01.pdf
13) U.S.Department of Health and Human Services. Healthy People 2020:An Opportunity to Address Societal Determinants of Health in the United States:Secretary's Advisory Committee on National Health Promotion and Disease Prevention Objectives for 2020.
    https://www.healthypeople.gov/2010/hp2020/advisory/SocietalDeterminantsHealth.htm
14) Centers for Disease Control and Prevention. Health in All Policies:
    https://www.cdc.gov/policy/hiap/index.html
15) Donkin A, et al:Global action on the social determinants of health. BMJ Glob Health, 3:S1, 2017

### 筆者プロフィール

**柴田綾子（Ayako Shibata）**

淀川キリスト教病院 産婦人科

ひとこと：「SDH」と聞くとヤヤコシイと感じるかもしれません．でも実は「病歴聴取」の1つの項目です．鑑別診断をあげるために病歴聴取をするように，患者さんの健康や病気の原因を探すために病歴聴取をする．同じ病気をもった患者さんでも，その後ろにあるSDHは異なります．診察室からSDHの項目を病歴聴取してみませんか？

### 監修者プロフィール

**近藤尚己（Naoki Kondo）**

東京大学大学院医学系研究科 准教授（保健社会行動学分野／健康教育・社会学分野）

山梨医科大学医学部医学科卒業．ハーバード大学フェローなどを経て現職．健康格差対策に関する介入研究や高齢者の地域包括ケアへの応用研究を行っている．近著：「健康格差対策の進め方：効果をもたらす5つの視点」（医学書院）など．

ひとこと：健康格差への対応は「医師の仕事じゃない（から対応しなくていい）」という医師の声を聞くことがあります．その通り，患者さんの生活や地域環境を変えるのは医療者が中心となって行うことではありません．しかし，地域や社会をよくする活動に健康の専門家として加わることであなたの患者さんが救われ，地域の人が新たな患者さんにならずにすむかもしれません．「地域や社会を癒す」医療者としての一歩と思い，まずは目の前の患者さんへの対応からはじめてみませんか．

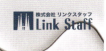

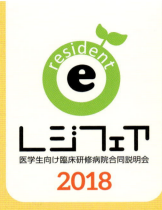

# 全国から厳選した
# 臨床研修病院が出展
## キミにマッチする病院(ピース)を探そう！

**2018年 eレジフェア開催予定**

## 10/28 (日) | 福岡開催
福岡国際会議場

指導医・研修医とじっくり話せるから、病院見学につながる情報を得られる！

# あなたの未来を決める、一日にしよう。

eレジフェアサイトで出展病院の情報を徹底公開中。動画メッセージも！　[ レジフェア ] [ 検索 ]

# 対岸の火事 他山の石
## 研修医が知って得する日常診療のツボ

中島 伸

他人の失敗を「対岸の火事」と笑い飛ばすもよし,「他山の石」と教訓にするのもよし.研修医時代は言うに及ばず,現在も臨床現場で悪戦苦闘している筆者が,自らの経験に基づいた日常診療のツボを語ります.

### その205
### 外国人患者さんに対する診察のコツ ～原則編～

　私の勤務している大阪医療センターでも最近は外国人の患者さんが激増しています.救急外来なんか20人に1人くらいはカタカナの名前じゃないか,と思わされる勢いです.毎週のように応援を頼まれ,その都度,頑張って通訳したり診察したりして何とかこなしています.

　さて,このような外国人患者さん,特に英語が唯一のコミュニケーション手段となってしまう外国人患者さんにどのように対応するか,私なりに体得した3つのコツを読者の皆さんに伝授したいと思います.

#### コツ1：英語が苦手でも何とかなる

　外国に留学したり旅行したりしたときに,容赦ないスピードの英語を聴きとれずに落ち込んでしまった人もたくさんおられるかと思います.私もその1人で,今でも英語のリスニングには苦労しています.

　しかし,怪我や病気で救急外来にやってきた外国人患者さんというのはのっぴきならない事情があって受診しているので,こちらの聴きとり能力に合わせてゆっくり,何度でもしゃべってくれます.またこちらがいくら下手な英語をしゃべっても根気よく耳を傾けてくれます.普段から世界中の人がこのくらい親切だといいのですけど.

　というわけで英語が苦手でも心配御無用.相手から歩み寄ってくれるので,心配せずに対応しましょう.もちろん相手が外国人でも日本人でも,患者さんには親切にするという原則は変わりません.相手が丁寧な態度をとっているからといって急に威張ったりするのはみっともないですね.

#### コツ2：診療情報提供書作成は大変なので英文診断書で代用しよう

　もし遠くから旅行でやってきた日本人を自分が診察した場合,診察後にかかりつけ医に対して診療情報提供書を作成することと思います.

　同じように,外国人の旅行者に対しても主治医あての診療情報提供書を作成した方がいいのは当然です.しかし,詳しく書く時間もなければ英語力もない,というのが現実です.

　そこで,私は英文診断書を診療情報提供書の代わりにしています.外国人旅行者が日本の医療機関を受診した場合,帰国してからの保険請求のために英文診断書は必ず作成しなくてはなりません.しかし,診断書などというものは必要最低限の情報で十分なのです.

- いつからどのような症状があった
- いつ受診した
- こう診断した
- こう治療した

　これだけです.余裕があれば検査値とか処方内容も書いたらいいのですが,ともかく上記の内容があれば用は足ります.

　そして外国人患者さんには「この診断書はあなたの保険会社に対するものです.でもこの診断書をコピーして主治医に見せれば,日本でどのような治療を受けたかすぐに理解してもらえますよ」と説明しておくと感謝され,こちらも省エネになります.

#### コツ3：実戦経験を積め

　「英語がもう少し上手になってから外国人患者さんの診療をしよう」と思うのは人情ですが,あまり躊躇しているといつまで経ってもデビューできません.思い切って自分から積極的に英語での診療に挑

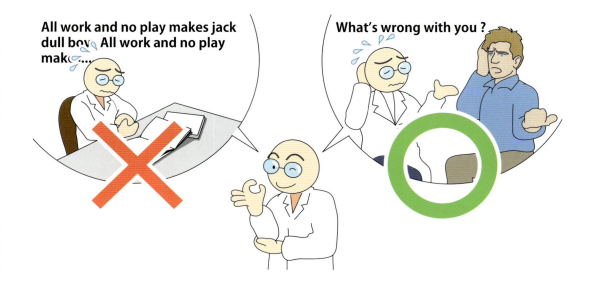

戦しましょう．逃げ出すことのできない状況に自分を置く，というのは何物にも変えがたい貴重な体験です．英語での1時間の診療は，英語教室での10時間分にも匹敵する経験だと思います．私自身も毎週のように英語で対応していると，以前よりスムーズに言葉が出てくるようになりました．

　自分が言いたいことがうまく英語にできなかったら悔しいと思いますが，すぐに正しい表現を調べて覚え「次こそは上手くやるぞ」と思って頑張りましょう．

### 英語スピーキング上達法

　最後に私が英語スピーキング上達のために実践している方法を紹介します．ひとことで言えば，「パイプを太くしろ！」，これに尽きます．

　パイプを太くするとはどういうことか．皆さんは大学受験や医学部での勉強で，英語についてはすでに膨大な語彙や知識をもっているはずです．ところが実際にしゃべろうとすると，自分の思ったことがスラスラと出てきません．私が思うに，これは英語の知識と日本語の知識をつなぐパイプが細いからだと思います．例えば，「動悸と胸痛は同時に起こった」という文章の「同時に」というのはどう言えばいいのでしょうか？案外出てきにくいと思います．

私はかつて「うーん，うーん」と苦しんだ挙句，ようやく"simultaneously"という単語を思いついて口に出したことがあります．これはこれで通じたのですが，しゃべっていた相手のアメリカ人に即座に"at the same time"と言い換えられ，思わず「うまい！」と言いそうになりました．まずは，自分が頭のなかにもっている英語の知識を利用するとともに，できるだけ平易な言い方を心掛け，英語と日本語の知識をつなぐパイプが太くなるようにしましょう．

　また，自分が普段，日本語でしゃべっている会話も，実は使う表現が限られています．ですから，自分が日常よく使う「親の仇みたいに」「まさかの」「想定の範囲内」などの言い回しは，英語で覚えておいて，即座に使えるようにしておくといいですね．

　さらに，独り言会話というのも私が実践してみて効果を感じている方法です．部屋で一人でいるときとか，車を運転しているときなどに英語で独り言をしゃべってみる方法です．特に自分が熱く語れることをしゃべるのがいいですね．というのは英語スピーキング能力の半分は英語力ですが，後の半分は駆動力だからです．口論になると急にペラペラと言葉が出てくるというのは私自身，海外で何度も経験しましたが，言いたいことがはっきりしていれば，

比較的言葉が出てきやすいのです．ですから自分の趣味，感動した映画，今日あった腹の立つことなど，が格好のテーマになります．

　何も語りたいことのない人は，自分の黒歴史なんかがいいかもしれません．黒歴史とは自分の過去の言動で，思い返すと恥ずかしい，できればなかったことにしてしまいたい出来事です．不思議なことに黒歴史というのは思い出したくない過去であるとともに，誰かに聞いてもらって楽になりたいという一面があります．この「誰かに聞いてもらいたい」という気持ちを駆動力にして英語をしゃべるわけです．もちろん本当に誰かに聞いてもらったら大変なことになります．あくまでも空中に向かってしゃべらなくてはなりません．

　話が大きく脱線してしまいました．とにかく外国人患者さんが来たら勇気を出して診療する，ということを若い先生方には心掛けていただきたいと思います．

最後に1句

> 外国人　救急外来　いらっしゃい
> 　英語は下手でも　デビューは今だ

中島　伸
（国立病院機構大阪医療センター脳神経外科・総合診療科）
**著者自己紹介**：1984年大阪大学卒業．脳神経外科・総合診療科のほかに麻酔科，放射線科，救急などを経験しました．

# Book Information

Gノート増刊 Vol.5 No.6

## 終末期を考える
## 今、わかっていること＆医師ができること
すべての終末期患者と家族に必要な医療・ケア

編集／岡村知直，柏木秀行，宮崎万友子

☐ 定価（本体 4,800円＋税）　☐ B5判　☐ 287頁　☐ ISBN978-4-7581-2332-7

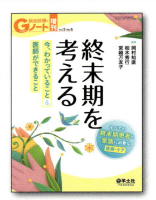

- がん・非がんに関わらず，終末期に携わるすべての医療者必読！
- ACPの進め方，意思決定支援，多職種連携，医療者のケアなど，実践的な知識やエビデンス，参考になる事例が満載！

**外来・病棟・在宅など，終末期医療に携わるすべての医師必読！**

---

本当にわかる
## 精神科の薬 はじめの一歩 改訂版
具体的な処方例で経過に応じた
薬物療法の考え方が身につく！

編集／稲田　健

☐ 定価（本体 3,300円＋税）　☐ A5判　☐ 285頁　☐ ISBN978-4-7581-1827-9

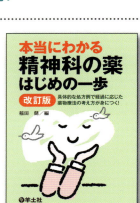

- プライマリケアで役立つ向精神薬の使い方を，キホンに絞ってやさしく解説！
- 具体的な処方例で，薬の使い分け，効果や副作用に応じた用量調整，やめ時，減らし方，処方変更など処方のコツやポイントがわかる

**好評書の改訂版！新薬追加，適応拡大を反映しアップデート**

---

## 診断に自信がつく
## 検査値の読み方 教えます！
異常値に惑わされない病態生理と検査特性の理解

編集／野口善令

☐ 定価（本体 3,600円＋税）　☐ A5判　☐ 318頁　☐ ISBN978-4-7581-1743-2

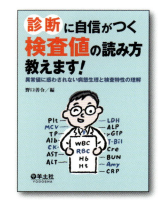

- 検査を診断に結びつける考え方を，豊富な図表やフローチャートで解説！
- 主な検査の異常値の出るメカニズム，鑑別疾患を絞り込む流れがわかる！
- 検査値から診断に迫るケーススタディも充実！

**診断に結びつける，すごく大事な検査の考えかた！**

---

発行　羊土社 YODOSHA
〒101-0052　東京都千代田区神田小川町2-5-1　TEL 03(5282)1211　FAX 03(5282)1212
E-mail：eigyo@yodosha.co.jp
URL：www.yodosha.co.jp/

ご注文は最寄りの書店，または小社営業部まで

# シリーズ 総合診療はおもしろい！
~若手医師・学生による活動レポート

監修：一般社団法人日本プライマリ・ケア連合学会
医学生・若手医師支援委員会
吉本 尚，杉谷真季，三浦太郎

## vol.61 「日本のプライマリ・ケアの再出発」のために若手家庭医ができることは？
~第9回日本プライマリ・ケア連合学会学術大会で感じたこと~

近藤 諭（三重大学医学部附属病院総合診療科／ジェネラリスト80大学行脚プロジェクト中部地区コアスタッフ）

第9回日本プライマリ・ケア連合学会学術大会が，「日本プライマリ・ケアの再出発」をテーマに2018年6月16日，17日に三重県総合文化センターで開催された．全国から5,000人弱の学生・研修医，プライマリ・ケアにかかわる多職種の医療者，地域住民が参加した．

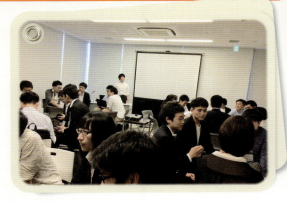

学生・研修医×わかて医師のつどいの様子．

### 学生・初期研修医へ開かれた学会

学生・研修医である皆さんは，学術大会いわゆる「学会」へ参加したことはあるだろうか？ 日々の学業や勤務に追われ，学会に参加する時間・費用捻出にも一苦労かもしれない．また，はじめての参加は，知人の誘いなどのきっかけがないと勇気がいる．「内容が難しく，理解できるか心配」といった理由で，二の足を踏んでいる方も多いだろう．

しかし，日本プライマリ・ケア連合学会学術大会では，そんな心配はいらない．学生・研修医の参加しやすさに配慮があるからである．例えば，今回の学術大会では，学生・研修医は参加無料であった．初学者向けの教育講演「総合診療・家庭医療コアシリーズ」が開催され，会場にいるだけで総合診療の全体像を掴むことができた．

### 学生・研修医と家庭医・多職種とのつながり

医学生・若手医師支援委員会，ジェネラリスト80大学行脚プロジェクト，学生・研修医部会によるコラボ企画「学生・研修医×わかて医師のつどい＠三重」へ参加した．学生・研修医が新たなつながりをつくり，学会後に広がることをテーマに例年開催されている．

今年は，総合診療への思いや学びのツールの情報を交換しあった．具体的には，総合診療のサークルへの参加，メーリングリストやSNS・アプリによるつながりが共有された．仲間の不足から孤独や不安を感じる参加者もいたが，学会や家庭医療夏期セミナーへの参加がそれらの解消に役立つことを別の参加者から提案されていた．また，今回出会った仲間と連絡先交換を行った参加者もいた．出身地・年齢・背景が異なる仲間の集まりから，多様な視点から思いが共有され，不安が低減しているようであった．

### もし，あなたが総合診療の道を選ぶか迷っているなら

学会参加は，総合診療医がどんな文化をもつのか肌で感じ，自らの決断が正しいことを確認できる千載一遇のチャンスになるだろう．また，総合診療の知識を得ることができ，志を同じくする仲間や指導医，多職種とつながることができるだろう．

来年の第10回日本プライマリ・ケア連合学会学術大会は，2019年5月17日~19日に京都で行われる．WONCA Asia Pacific Regional Conference 2019も同時開催されるため，国際的な家庭医療の動向をつかむことができる．総合診療を知り，まだ見ぬ仲間とのつながりを見つけるため，参加してはいかがだろうか．

本連載のバックナンバーをWEBでご覧いただけます
https://www.yodosha.co.jp/rnote/soushin/index.html

初期研修医のための総合診療ポータルサイト
（日本プライマリ・ケア連合学会）
https://jpca-jrst.jimdo.com

## 特別掲載

# 若手医師がみた西日本豪雨災害, そして支援の現場

西村義人（岡山大学病院 総合内科）

「災害の少ない，この岡山で…」

私の周囲の人は医療従事者，患者問わず，皆さんそのように言います．私も，同様の思いでした．2018年7月，西日本豪雨が猛威を振るい，各地で甚大な被害をもたらしました．岡山も各地で大きな被害を受け，特に倉敷市真備町では堤防が決壊し町全体の約3分の1が水没，地域医療も壊滅的な被害を受けました．また，報道にはあまり上りませんが，岡山市内でも大きな被害があったのが事実です（図1参照）．

私の外勤先である赤磐医師会病院は岡山市東区の被災地域を普段の診療でカバーしていますが，その勤務中まさに西日本豪雨が発生しました．普段は平穏な岡山が大きな被害を受けている事態を現在進行形で目のあたりにし，非力ながら「自分も何かできることをやりたい」と思い，今回岡山大学病院の救護班のメンバーとして，公的機関，医療団体，ボランティア団体などが連携した「倉敷地域災害保健復興連絡会議〔KuraDRO※（クラドロ）〕」本部の指揮下で活動する機会をいただきました．被災地域に派遣されるに至った自分の経緯と，医療支援チームとしての動きをご報告させていただきます．

※ KuraDRO：Kurashiki Disaster Recovery Organization

### 「晴れの国」を襲う豪雨

冒頭でも述べましたが，岡山県は過去に災害が少なく，「晴れの国」としてイメージアピールをしています．自分自身の反省として記しますが，大雨特別

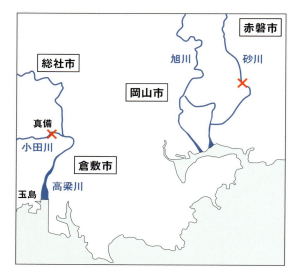

**図1　岡山かんたん地図**
位置関係がわかりやすいよう簡略化している．×は本稿で触れた河川決壊部位．

警報が発令されたときも「とは言っても，岡山は大丈夫だろう」と油断している節が大いにありました．

● 7月6日（金）

年に1回あるかないかくらいの大雨，仕事も残っていたので岡山市内にある大学病院の当直室に泊まることにしました．夜中，「ドーン」という音と揺れがありました．

「雷だろう…」と思っていましたが，後に豪雨のために総社市の工場が爆発した音と知ることになります．この工場は今回ひどく被災した真備地域にほど近いところでした．

特別掲載

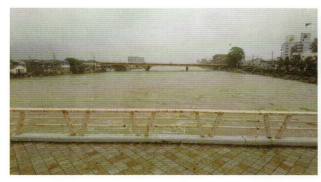
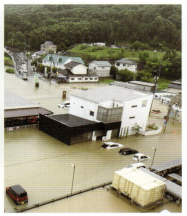

図2　通勤中に目にした岡山市内の様子
左）増水した旭川．吉井外科内科クリニック 吉井將哲先生ご提供．
右）岡山IC付近．

● 7月7日（土）

　もともと赤磐医師会病院で勤務の予定だったため，車で出勤しました．赤磐市は岡山市北東に位置し，岡山市から向かうには岡山県の一級河川である旭川沿いを移動する必要があります．通勤中に目にしたのは，右手に今までに見たことのないほど増水した旭川（図2左），そして左手にはすでに浸水してしまっている集落でした．現実に目を疑いましたし，運転しながらに不安で心拍数の上がりを自覚するほどでした．岡山市内，岡山IC付近もひどく浸水し（図2右），さらに勤務中には岡山市東区で河川の堤防が決壊し一部地区が浸水（図3），避難所からの患者搬送も相次ぎました．一方，倉敷市真備町でも河川が氾濫，冒頭に述べるような広大な範囲で被害をもたらし，地域医療の拠点であり同町唯一の総合病院である「まび記念病院」も浸水．一時は330人が孤立したとのニュースが流れました．

● 7月8日（日）

　災害派遣医療チーム（DMAT）と自衛隊の協力で，まび記念病院に孤立した患者が次々と岡山市，倉敷市の病院に搬送されていきました．
　ニュースを見るたび，犠牲者の数も，被災地域も増えていく様子が個人的には非常に受け入れがたく，無力感に苛まれました．

## 救護班として

　豪雨が過ぎ去った後，しばらくして当院で救護班を派遣することとなった由，そしてメンバーとして参加したい医師を募集している旨を伝えるメールが流れました．被災地の土砂さらいでも片づけでも，何かしたいという気持ちがこれまでに述べた経緯から非常に強く，メールに迷わず返信し，メンバーとして選んでいただきました．

● 7月14日（土）

　看護師，薬剤師，事務員，研修医，そして私の5名のメンバー（図4）が早朝に当院の災害対策本部に集い，まずは当時KuraDRO本部が置かれていた倉敷市保健所に向かいました．KuraDROでは医療に限らず保健，福祉など多分野の支援が行われており，日本赤十字社，日本医師会災害医療チーム（JMAT），大規模災害リハビリテーション支援関連団体協議会（JRAT），災害時健康危機管理支援チーム（DHEAT），災害派遣精神医療チーム（DPAT），さらに岡山県内外の医療支援チームなど，さまざまな団体が一同に集い，被災地域の医療・保健体制の復興に向けて一丸となって共闘していました．朝のミーティングで毎日情報共有が行われていましたが，われわれが参集した時点で市内の避難所は真備町内を中心として41カ所，2,000人強の避難者がおられ

## 特別掲載

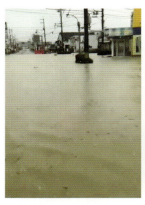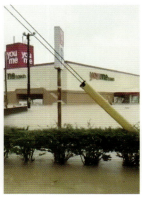

図3　岡山市東区東平島付近
砂川決壊後．吉井外科内科クリニック 吉井將哲先生ご提供．

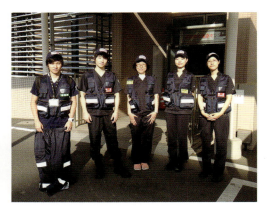

図4　岡山大学病院 救護班のメンバー
7月14日に派遣された．左から2番目が筆者．

る状況で，なかには何名の避難者がおられるのか，どのような状況なのか，未評価の避難所も数カ所存在していました．救護班は同日44チーム参集しており，ミッションは現地でKuraDRO本部のリーダーから付与されます．われわれのチームは3カ所の避難所のアセスメントと医療介入を行うことになりました．まず倉敷市玉島の避難所へ．真備町内の被災者の方々は同町内の避難所だけでなく，総社市内，倉敷市中心部，そして玉島へも分散していました．

1カ所目，10名強の避難者および真備町職員，ヘルプで来られている岡山県職員がおられ，まず職員の方から現状を伺いました．日中はほとんどの方が自宅へ戻り片づけをされていること，高齢独居の方が避難されてきていること，不眠やストレスに悩まされる避難者の方が多いこと，統合失調症の避難者の方もおられること，それらをふまえて避難所生活が長期化した際にどのようにサポートすればいいか不安があること，がクローズアップされている印象でした．避難所に残られている方は数名でしたので避難者全員の方にお話を伺いました．「内服薬が切れてしまったが，何を飲んでいたかわからない．月1回飲むものだったが…」，「数日間ほぼ寝られておらず，とても苦しい」，「家の片づけに戻りたいが，車は水没してダメになり足がない．レンタカーを借り

ようにも車が全く残っていない」など，被災後1週間経過した段階で，精神的なストレス，不眠，生活の不安といった訴えが中心でした．簡単な深部静脈血栓症（DVT）リスク評価とスクリーニングも行いつつ，1カ所目を後にしました．

続けて，総社市内の避難所へ．2カ所目は180人程度の避難者がおられる公民館でしたが，日中に残っておられたのは数十人といった印象でした．施設長の方ともお話させていただきましたが，やはり皆さん日中は自宅へ戻り片づけをされているとのことです．こちらでは地域の保健師の方から連絡を受け，数日間全く寝られていないと訴える方がおられるとのことで診察に．高齢女性の方で，お薬手帳は流されてしまいもともとどんな薬を飲んでいたかわからないこと，毎日寝る前に飲んでいた「安定剤」も流されて飲めていないことなどを伺いました．「小さい楕円形のオレンジ色の錠剤で…」という具合に，剤形の特徴は覚えておられたので，そこからスマートフォンの添付文書アプリなどを使って類推していくことが最善に思えましたが，お話からベンゾジアゼピンの中止に伴う症状と判断しました．おそらく，このようなケースは氷山の一角であり，災害に伴い内服薬がわからなくなること，不眠のなかにベンゾジアゼピンの突然の休薬に伴うものが多数存在する

ことは容易に想像できました．その後，全室を巡回しましたが，この避難所でも統合失調症の方がおられ，DPATが介入支援しているとの話を伺いました．

最後に，同じく総社市内の避難所へ向かいました．3カ所目はペット同伴避難所で，約40名の避難者の方がおられました．こちらも前2カ所と同様にほとんどの方は片づけのために真備町に戻られており，残られている方で薬がなくなってしまい車もない，という方の診察を行いました．こちらでも統合失調症の方が避難されており，DPATの介入がされているということでした．ペット同伴という事情を反映してかは定かではありませんが，避難者の方は前2カ所と比較して非常に疲弊しており，こちらと会ったときの第一声が「退去の話ですか！？」(ペット対応不可の避難所もあるため，多くの方は避難所を何回か移られていたよう) といったこともありました．

ミッションが終了し，高梁川沿いの道でKuraDRO本部へと帰還しました．川を挟んで向かいは真備．河川敷にはおびただしい数の車が駐車されており，片づけのために戻られている被災者の方，ボランティア含む支援の方の復興への強い気持ちが自然と浮かんできました．水没していたであろう乾燥した泥で汚れた道路，流木が散乱する川の様子，そこから数km進めば，倉敷の美観地区で観光を楽しむ姿．こんなにも身近で，信じがたいレベルの災害が起こったことを改めて実感させられました．本部で報告を行い，毎日解散前に行われている1時間半ほどの会議に参加しました．「医療と保健をつなぐ」が同日のポリシー，その点は実際に避難所を巡回した実感とも合致していました．被災後1週間程度，局面は医療から避難所でのストレス対策，精神疾患の避難者への対応，日常への復帰の支援といった，保健へと移っていること，ニーズ，やるべきことが刻一刻と変化する現場の状況を目のあたりにしました．

## おわりに

今回，被災地の医療支援の一局面に携わらせていただきましたが，このままでは単なる私の自己満足に終わってしまいます．災害の現場では医療はあくまで一局面であり保健福祉の幅広い分野の知識と情報集約が求められ共働していること，自然災害とはあまり縁がないと思われていた岡山でこのような未曾有の災害が起こり今後どこでどのような災害が起こってもおかしくはないということ，そして，前線では元通りの生活に向けて皆が一丸となって前に向かっていること，これらをぜひお伝えしたく，筆を執らせていただきました．

岡山県に限らず全国で被害が出ています．今回の災害で亡くなられた方々のご冥福をお祈りいたします．そして，今もさまざまな場所で復興支援にあたられている支援者の方々に対して尊敬の念に堪えません．

### プロフィール

**西村義人（Yoshito Nishimura）**
岡山大学病院 総合内科（2018年9月末より厚生労働省）
岡山大学卒業．初期研修中にたすき掛け研修で飯塚病院 総合診療科，練馬光が丘病院 総合診療科などでトレーニングを積み，さまざまな良きメンターに巡り会う．2017年より岡山大学病院 総合内科で勤務しつつ，中四国若手医師フェデレーション創設／初代代表（現アドバイザー），米国内科学会日本支部 Resident-Fellow Committee委員（2018年7月より同委員長）等を務め，全国の内科を志す若手医師のネットワークづくりに尽力している．

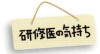 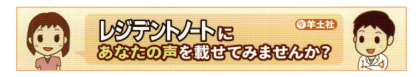

「研修医の気持ち」は読者である研修医の先生方の一言を掲載するコーナーです．「患者さんから御礼を言われた」といった嬉しい気持ち，「今，こんな研修をしています」などの紹介，レジデントノートへの感想やコメント…など，あなたの感動や経験をレジデントノートに載せてみませんか？
レジデントノートホームページの投稿フォーム，E-mail またはご郵送にてご応募ください！

【投稿規定】
文字数：100～200字程度
内容：研修中に感動したことや体験したこと，小誌バックナンバーに関する感想やコメントなど
謝礼：掲載誌1冊＋お好きなバックナンバー（月刊）1冊
　　　※応募多数の場合，掲載までお時間をいただくことがあります
　　　※掲載の採否に関しては編集部にて判断させていただきます．あらかじめご了承ください

【応募方法】（ご応募は随時受け付けます）
1. **レジデントノートホームページ**
　下記URLの投稿フォームに，① 年次，ペンネーム，掲載本文，② メールアドレスをご入力ください．
　www.yodosha.co.jp/rnote/feeling/
2. **E-mailまたはご郵送**
　①～④を明記のうえ，【応募先】へご応募ください．
① お名前，ご所属，年次（必要であればペンネーム）
② ご連絡先（ご住所およびメールアドレス）
③ お好きなバックナンバー1冊（掲載誌とともにお送りします）
④ 掲載本文（投稿規定をご確認ください）

【応募先】
ご郵送：
〒101-0052 東京都千代田区神田小川町2-5-1
株式会社 羊土社　レジデントノート編集部
「研修医の気持ち」係
E-mail：rnote@yodosha.co.jp

## Book Information

### OT症例レポート赤ペン添削 ビフォー＆アフター

発行 羊土社

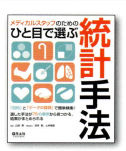

編集／岡田　岳，長谷川明洋，照井林陽

- 作業療法士の臨床実習に必携！　症例報告書の書き方を徹底指南！
- 「なぜダメなのか」「どう書くべきなのか」を丁寧に解説．

□ 定価（本体 3,600円＋税）　□ B5判　□ 280頁　□ ISBN978-4-7581-0232-2

### メディカルスタッフのための ひと目で選ぶ統計手法

発行 羊土社

「目的」と「データの種類」で簡単検索！
適した手法が76の事例から見つかる、結果がまとめられる

編集／山田　実　編集協力／浅井　剛，土井剛彦

- 研究事例を「目的×データの種類」でマトリックス図に整理．適した手法がすぐわかる！
- その手法を使う理由や解析結果の記載例も紹介．論文読解にも役立つ

□ 定価（本体 3,200円＋税）　□ A4変型判　□ 173頁　□ ISBN978-4-7581-0228-5

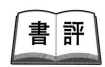

## BOOK REVIEW

# 医学生・研修医のための画像診断リファレンス

著/山下康行
定価（本体 4,200 円＋税），B5 判，304 頁，医学書院

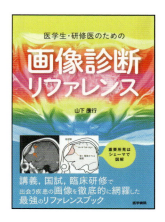

◆ シェーマを見れば一目瞭然　お勧めのリファレンス

　診断学において，主要な診断医には，臨床診断医だけでなく，画像診断医や病理診断医も含まれる．いずれのタイプの診断医も，豊富な知識と経験をベースにした，サイエンスとアートの効果的な使い手である．特に，診断困難ケースでは，これら3者の診断エキスパート間の良好なコミュニケーションが正確な診断をタイムリーに行うための必要条件となる．

　いずれのタイプの診断医になるにせよ，診断エキスパート間で円滑にコミュニケーションをとるためには，相手方の診断の基本を学習し，そのロジックを理解しておくことが望ましい．例えば，臨床診断医をめざす医師も，画像診断と病理診断の基本を学習しておくことが望ましい．

　医学生や研修医の皆さんが，そのような基本部分の学習を行う際には，まず典型例に習熟しておくことを私は勧めている．そんななか，『医学生・研修医のための画像診断リファレンス』が出版された．この本には，押さえておくべきすべての疾患に，最重要ポイント，典型的画像と重要所見のカラフルなシェーマによる図解，そして箇条書きのわかりやすい画像所見解説が記載されている．各疾患で必須の，単純X線，CT，MRI，MRA，エコーなどの画像が網羅されている．臨床と病理サイドとのコミュニケーションを意識した「臨床と病理」もやはり箇条書きでわかりやすくまとめられている．

　従来の書籍では，画像の重要所見をテキストで説明されても，どこの何を指しているのかよくわからないことがあったが，本書のシェーマによる図解を見ることによって，あるサインがどこのどの部分を意味していたのかがよくわかるようになった．

　例えば，肺胞蛋白症で特徴的とされているcrazy pavement appearanceは，従来型の書籍ではCT画像所見に，「小葉間隔壁の肥厚とびまん性のすりガラス影が重なった所見である」とテキストが添えられているのみのことが多かった．半分わかったような，でも半分わかってないような，達成感の乏しい学習で消化不良であった．しかし，本書のわかりやすいシェーマをみれば，どのような所見を指すかが一目瞭然である．

　各疾患のコンテンツには，画像上重要な鑑別診断の疾患画像と実際にあったケースの病歴なども記載されている．正確な診断には鑑別診断が重要であり，画像診断において重要な鑑別疾患について効果的に学ぶことができる．医学生や研修医だけでなく，診断に関心のある医師や放射線技師の皆さんにもぜひお薦めしたいリファレンスである．

（評者）徳田安春（群星沖縄臨床研修センター長）

# Book Information

**レジデントノート 別冊**
## ズバリ！日常診療の基本講座

編集／奈良信雄　　B5判　オールカラー

**読んでいて助かった！**
先輩たちに人気の連載が本になりました

院内業務のプロを目指せ！"基本のき"はここから！

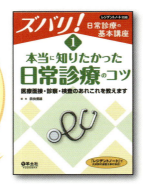

### ① 本当に知りたかった日常診療のコツ
医療面接・診察・検査のあれこれを教えます

☐ 定価（本体 3,000円＋税）　　☐ 183頁
☐ ISBN978-4-7581-1600-8

**目次例**
- 一歩進んだ触診のコツ
- もう悩まない 血液ガス分析
- 退院サマリーの書き方
- めざせ！簡潔明瞭な診療録　…etc

---

コンサルトやベッドサイド対応が楽しくなる！

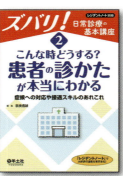

### ② こんな時どうする？患者の診かたが本当にわかる
症候への対応や接遇スキルのあれこれ

☐ 定価（本体 3,200円＋税）　　☐ 223頁
☐ ISBN978-4-7581-1601-5

**目次例**
- 妊娠中の女性が common diseaseで受診してきたら
- もっと上手くなる プレゼンテーションのしかた　…etc

---

先輩たちが唸った！珠玉の手技のコツ！

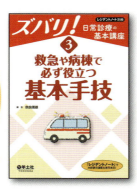

### ③ 救急や病棟で必ず役立つ基本手技

☐ 定価（本体 3,200円＋税）　　☐ 222頁
☐ ISBN978-4-7581-1602-2

**目次例**
- 安近短のECOな中心静脈穿刺
- 気道確保・気管挿管がうまくいかないときの対処　…etc

---

**発行　羊土社 YODOSHA**
〒101-0052　東京都千代田区神田小川町2-5-1　TEL 03(5282)1211　FAX 03(5282)1212
E-mail：eigyo@yodosha.co.jp
URL：www.yodosha.co.jp/

ご注文は最寄りの書店、または小社営業部まで

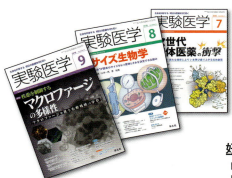

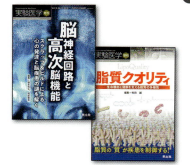

患者を診る 地域を診る まるごと診る

# 総合診療のGノート
*General Practice*

- 隔月刊（偶数月1日発行）
- B5判
- 定価（本体2,500円+税）

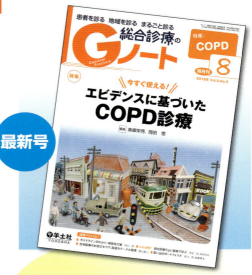

**最新号**

## 2018年8月号（Vol.5 No.5）

### 今すぐ使える！エビデンスに基づいたCOPD診療

編集／南郷栄秀，岡田 悟

**最新のエビデンスと現場での実践を具体的に徹底解説！雑誌特集と思えない充実度！**

- COPDの診断・予後
  - COPDは誰をスクリーニングして，どのように診断する？
  - COPDの病期分類と予後の予測
- COPDの治療
  - 実効的な禁煙を上手に行う
  - COPD患者にどのワクチンを打つ？
  - COPDの栄養療法 ～QOL改善の次の一手に組込むセンスを身につける
  - 安定期COPDの治療① 吸入薬の使い方
  - 安定期COPDの治療② 吸入薬以外の薬剤の使い方
  - 安定期COPDの治療③ 在宅酸素療法・非侵襲的陽圧換気療法
  - COPD増悪時のスマートな対応と治療
  - 呼吸器内科医からみたCOPD診療 ～特に難治性COPDの治療法
  - 理学療法士が教える呼吸リハビリテーション
  - 薬剤師からみた吸入薬使用のコツ

### 6月号（Vol.5 No.4）
**専門医紹介の前に！一人でできる各科診療**
"総合診療あるある"の守備範囲がわかる！

齋藤 学，本村和久／編

### 4月号（Vol.5 No.3）
**何から始める!?地域ヘルスプロモーション**
研修・指導にも役立つ ヒントいっぱいCase Book

井階友貴／編

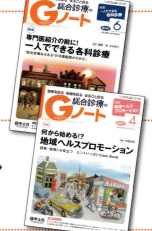

### 次号予告
**2018年10月号（Vol.5 No.7）**

テーマ 外来からはじめる女性診療（仮題）
～いつもの診療にひと工夫！でできる女性ケア～

柴田綾子，城向 賢，井上真智子／編

発行 羊土社

# 連載も充実！
総合診療で必要なあらゆるテーマを取り上げています！

忙しい診療のなかで必要な知識を効率的にバランスよくアップデートできます！

## 聞きたい！ 知りたい！ 薬の使い分け
日常診療で悩むことの多い治療薬の使い分けについて，専門医や経験豊富な医師が解説します！患者さんへの説明のコツも伝授！

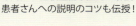

## ガイドライン早わかり
（横林賢一，渡邉隆将，齋木啓子／編）

総合診療医が押さえておくべき各種ガイドラインのポイントをコンパクトにお届けします！

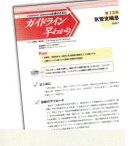

## なるほど！ 使える！ 在宅医療のお役立ちワザ
在宅医療の現場で役立つツールや，その先生独自の工夫など，明日からの診療に取り入れたくなるお役立ちワザをご紹介！

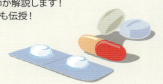

## 誌上EBM抄読会
診療に活かせる論文の読み方が身につきます！
（南郷栄秀，野口善令／編）

エビデンスを知っているだけでなく，現場での判断にどう活かしていくか，考え方のプロセスをご紹介します．実際のEBM抄読会を誌上体験！

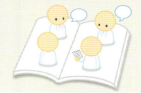

## 優れた臨床研究は，あなたの診療現場から生まれる
（福原俊一／監修　片岡裕貴，青木拓也／企画）

研究をやりたいけれど「何から始めればよいかわからない」「上手くいかない」など，不安や悩みをもつ方へ！臨床現場でどう実践するか，実例をもとに解説！

**実践講座**

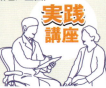

## どうなる日本!?　こうなる医療!!
これからの医療をめぐる環境がどう変わっていくのか，医療提供システムはどのように変わっていくべきかなど，さまざまなテーマを取り上げます！

## 思い出のポートフォリオを紹介します
印象に残ったポートフォリオの実例を難しかった点・工夫した点などにフォーカスしてご紹介いただくコーナー．ポートフォリオ作成・指導のヒントに！

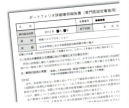

## みんなでシェア！ 総合診療Tips
総合診療の現場で今から使える＆ずっと役立つTipsを，全国各地の専門医プログラムがリレー形式で紹介．各プログラム一押しのTipsを，みんなでシェアして，レベルアップ！

本コーナーはWebでもお読みいただけます！ ➡ QRコードからGO！

## 年間定期購読料　国内送料サービス

| | | |
|---|---|---|
| 通常号（隔月刊6冊） | 定価（本体15,000円＋税） | 通常号（隔月刊6冊）＋増刊（増刊2冊） 定価（本体24,600円＋税） |
| 通常号＋WEB版※ | 定価（本体18,000円＋税） | 通常号＋WEB版※＋増刊 定価（本体27,600円＋税） |

※WEB版は通常号のみのサービスとなります

詳細は www.yodosha.co.jp/gnote/
最新情報もチェック ➡ gnoteyodosha　@Yodosha_GN

プライマリケアと救急を中心とした総合誌

# レジデントノート Back Number

大好評発売中！

定価（本体2,000円＋税）

お買い忘れの号はありませんか？
## すべての号がお役に立ちます！

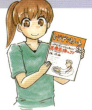

**2018年9月号（Vol.20 No.9）**

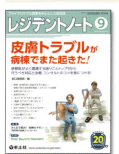

### 皮膚トラブルが病棟でまた起きた！

研修医がよく遭遇する困りごとトップ9から行うべき対応と治療，コンサルトのコツを身につける！

編集／田口詩路麻

**2018年8月号（Vol.20 No.7）**

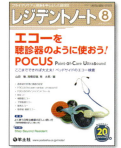

### エコーを聴診器のように使おう！POCUS

ここまでできれば大丈夫！ベッドサイドのエコー検査

編集／山田　徹，髙橋宏瑞，南　太郎

**2018年7月号（Vol.20 No.6）**

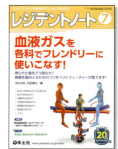

### 血液ガスを各科でフレンドリーに使いこなす！

得られた値をどう読むか？
病態を掴みとるためのコツをベストティーチャーが教えます！

編集／古川力丸，丹正勝久

**2018年6月号（Vol.20 No.4）**

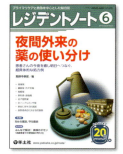

### 夜間外来の薬の使い分け

患者さんの今夜を癒し明日へつなぐ，超具体的な処方例

編集／薬師寺泰匡

**2018年5月号（Vol.20 No.3）**

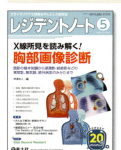

### X線所見を読み解く！胸部画像診断

読影の基本知識から
浸潤影・結節影などの異常影，無気肺，肺外病変のみかたまで

編集／芦澤和人

**2018年4月号（Vol.20 No.1）**

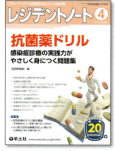

### 抗菌薬ドリル

感染症診療の実践力がやさしく身につく問題集

編集／羽田野義郎

# Back Number

### 2018年3月号 (Vol.19 No.18)

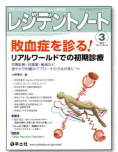

**敗血症を診る！
リアルワールドでの
初期診療**

早期診断・抗菌薬・輸液など
速やかで的確なアプローチの
方法が身につく

編集／大野博司

### 2018年2月号 (Vol.19 No.16)

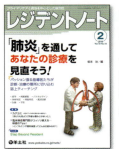

**「肺炎」を通して
あなたの診療を
見直そう！**

パッション漲る指導医たちが
診断・治療の要所に切り込む
誌上ティーチング

編集／坂本　壮

### 2018年1月号 (Vol.19 No.15)

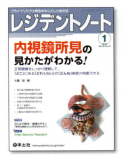

**内視鏡所見の
見かたがわかる！**

正常画像をしっかり理解して、
「どこ」にある「どれくらい」の
「どんな」病変か判断できる

編集／大圃　研

### 2017年12月号 (Vol.19 No.13)

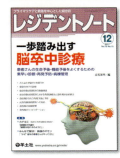

**一歩踏み出す
脳卒中診療**

患者さんの生命予後・機能予後を
よくするための素早い診断・
再発予防・病棟管理

編集／立石洋平

### 2017年11月号 (Vol.19 No.12)

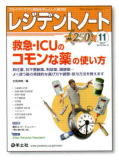

**救急・ICUの
コモンな薬の使い方**

昇圧薬、抗不整脈薬、利尿薬、
鎮静薬…よく使う薬の実践的な選び方
や調整・投与方法を教えます

編集／志馬伸朗

通巻250号

### 2017年10月号 (Vol.19 No.10)

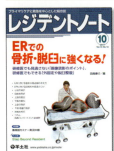

**ERでの骨折・脱臼に
強くなる！**

研修医でも見逃さない
「画像読影のポイント」、
研修医でもできる
「外固定や脱臼整復」

編集／田島康介

以前の号はレジデントノートHPにてご覧ください ▶ www.yodosha.co.jp/rnote/

---

## バックナンバーのご購入は，今すぐ！

- お近くの書店で：レジデントノート取扱書店
  （小社ホームページをご覧ください）
- ホームページから
  www.yodosha.co.jp
- 小社へ直接お申し込み
  TEL 03-5282-1211（営業）
  FAX 03-5282-1212

※ 年間定期購読もおすすめです！

## レジデントノート 電子版バックナンバー

現在市販されていない号を含む，
レジデントノート月刊 既刊誌の
創刊号～2014年度発行号までを，
電子版（PDF）にて取り揃えております．

・購入後すぐに閲覧可能　・Windows/Macintosh/iOS/Android 対応

詳細はレジデントノートHPにてご覧ください

# 増刊 レジデントノート

1つのテーマをより広くより深く

☐ 年6冊発行　☐ B5判

### Vol.20 No.8　増刊（2018年8月発行）
**COMMON DISEASE を制する！**
「ちゃんと診る」ためのアプローチ

編集／上田剛士

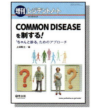

☐ 定価（本体4,700円＋税）
☐ ISBN978-4-7581-1612-1

### Vol.20 No.5　増刊（2018年6月発行）
**循環器診療のギモン、百戦錬磨のエキスパートが答えます！**
救急、病棟でのエビデンスに基づいた診断・治療・管理

編集／永井利幸

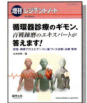

☐ 定価（本体4,700円＋税）
☐ ISBN978-4-7581-1609-1

### Vol.20 No.2　増刊（2018年4月発行）
**電解質異常の診かた・考え方・動き方**
緊急性の判断からはじめる First Aid

編集／今井直彦

☐ 定価（本体4,700円＋税）
☐ ISBN978-4-7581-1606-0

### Vol.19 No.17　増刊（2018年2月発行）
**小児救急の基本**
「子どもは苦手」を克服しよう！
熱が下がらない、頭をぶつけた、泣き止まない、保護者への説明どうする？ など、あらゆる「困った」の答えがみつかる！

編集／鉄原健一

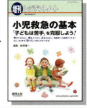

☐ 定価（本体4,700円＋税）
☐ ISBN978-4-7581-1603-9

### Vol.19 No.14　増刊（2017年12月発行）
**主治医力がさらにアップする！入院患者管理パーフェクト Part2**
症候対応、手技・エコー、栄養・リハ、退院調整、病棟の仕事術など、超必須の31項目！

編集／石丸裕康、森川 暢

☐ 定価（本体4,700円＋税）
☐ ISBN978-4-7581-1597-1

### Vol.19 No.11　増刊（2017年10月発行）
**糖尿病薬・インスリン治療 知りたい、基本と使い分け**
経口薬？インスリン？ 薬剤の特徴を掴み、血糖管理に強くなる！

編集／弘世貴久

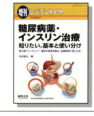

☐ 定価（本体4,700円＋税）
☐ ISBN978-4-7581-1594-0

### Vol.19 No.8　増刊（2017年8月発行）
**いざというとき慌てない！マイナーエマージェンシー**
歯が抜けた、ボタン電池を飲んだ、指輪が抜けない、ネコに咬まれたなど、急患の対応教えます！

編集／上山裕二

☐ 定価（本体4,700円＋税）
☐ ISBN978-4-7581-1591-9

### Vol.19 No.5　増刊（2017年6月発行）
**主訴から攻める！救急画像**
内因性疾患から外傷まで、すばやく正しく、撮る・読む・動く！

編集／舩越 拓

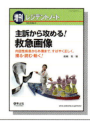

☐ 定価（本体4,700円＋税）
☐ ISBN978-4-7581-1588-9

### Vol.19 No.2　増刊（2017年4月発行）
**診断力を超強化！症候からの内科診療**
フローチャートで見える化した思考プロセスと治療方針

編集／徳田安春

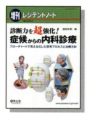

☐ 定価（本体4,700円＋税）
☐ ISBN978-4-7581-1585-8

### Vol.18 No.17　増刊（2017年2月発行）
**神経内科がわかる、好きになる**
今日から実践できる診察・診断・治療のエッセンス

編集／安藤孝志、山中克郎

☐ 定価（本体4,700円＋税）
☐ ISBN978-4-7581-1582-7

---

発行　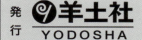　〒101-0052　東京都千代田区神田小川町2-5-1
E-mail：eigyo@yodosha.co.jp
URL：www.yodosha.co.jp/

TEL 03(5282)1211　FAX 03(5282)1212

ご注文は最寄りの書店、または小社営業部まで

# レジデントノート 次号11月号 予告
(Vol.20 No.12) 2018年11月1日発行

## 特集

### はじめての栄養療法
### ～根拠を持って実践する！入院患者編（仮題）

編集／小坂鎮太郎（地域医療振興協会 練馬光が丘病院 総合診療科，救急・集中治療科）
　　　若林秀隆（横浜市立大学附属市民総合医療センター リハビリテーション科）

皆さんは自信を持って栄養療法を行うことができていますか？ 患者さんの予後を良好にする重要な治療であるとわかっていても，医学生のころに学習していないため長い間苦手な方や，指導医に教わった指示を"とりあえず"で出している方もいらっしゃると伺います．
11月号では，病棟で行われる栄養療法がどのような目的で実施・選択されているのか，具体的な症例や根拠を交えながらご解説いただきます．

1）栄養療法の総論：適応と5つの原則に基づく考え方を身につける
　　　　　　　　　　　　　　　　　　　　　　　　　　　　　　小坂鎮太郎，若林秀隆
2）入院中に多職種で行う栄養療法：その役割を再確認する ………… 吉村芳弘
3）データ栄養学のススメ：食事についてのエビデンスとその解釈
　　　　　　　　　　　　　　　　　　　　　　　　　　　　　　　　 佐々木 敏
4）食事の工夫と経口栄養補助食品（ONS）を上手に使い分けよう
　　　　　　　　　　　　　　　　　　　　　　　　　　　　　　　　 西岡心大
5）経腸栄養（EN）コトはじめ ……………………………………… 宮澤　靖
6）静脈栄養（PN：PPN，TPN）コトはじめ……………… 伊藤次郎，東別府直紀
7）嚥下障害を持つ患者の栄養療法 ………………………………… 前田圭介

## 連載

● よく使う日常治療薬の正しい使い方
　「臨床シナリオに沿って心不全に対する薬をどう使うか」（仮題）
　　　　　　　　　　　　　　　　猪又孝元（北里大学北里研究所病院 循環器内科）
　　　　　　　　　　　　　　　　　　　　　　　　　　　　　　　　　　その他

● 「レジデントノート」へのご感想・ご意見・ご要望をお聞かせください！
読者の皆さまからのご意見を誌面に反映させ，より日常診療に役立つ誌面作りをしていきたいと存じております．小社ホームページにてアンケートを実施していますので，ぜひご意見をお寄せください．アンケートにお答え下さった方のなかから抽選でプレゼントも実施中です！

## 編集幹事（五十音順）

- 飯野靖彦　（日本医科大学名誉教授）
- 五十嵐徹也（茨城県病院事業管理者）
- 坂本哲也　（帝京大学医学部　救命救急センター教授）
- 奈良信雄　（順天堂大学医学部 特任教授，東京医科歯科大学 特命教授）
- 日比紀文　（学校法人 北里研究所 北里大学　大学院医療系研究科 特任教授）
- 山口哲生　（新宿海上ビル診療所）

## 編集委員（五十音順）

- 石丸裕康　（天理よろづ相談所病院　総合診療教育部・救急診療部）
- 一瀬直日　（赤穂市民病院 内科・在宅医療部）
- 大西弘高　（東京大学大学院医学系研究科　医学教育国際研究センター）
- 川島篤志　（市立福知山市民病院　研究研修センター・総合内科）
- 香坂　俊　（慶應義塾大学 循環器内科）
- 柴垣有吾　（聖マリアンナ医科大学病院　腎臓・高血圧内科）
- 畑　啓昭　（国立病院機構京都医療センター　外科）
- 林　寛之　（福井大学医学部附属病院　総合診療部）
- 堀之内秀仁（国立がん研究センター中央病院　呼吸器内科）

## レジデントノート購入のご案内

これからも臨床現場での「困った！」「知りたい！」に答えていきます！

### 年間定期購読（送料無料）

- ● 通常号（月刊2,000円×12冊）
  ……………定価（本体24,000円＋税）
- ● 通常号＋増刊号
  （月刊2,000円×12冊＋増刊4,700円×6冊）
  ……………定価（本体52,200円＋税）
- ● 通常号＋WEB版 ※1
  ……………定価（本体27,600円＋税）
- ● 通常号＋WEB版 ※1＋増刊号
  ……………定価（本体55,800円＋税）

※1 WEB版は通常号のみのサービスとなります
※2 海外からのご購読は送料実費となります

便利でお得な年間定期購読をぜひご利用ください！

✓ 送料無料※2
✓ 最新号がすぐ届く！
✓ お好きな号からはじめられる！
✓ WEB版でより手軽に！

下記でご購入いただけます
- ● お近くの書店で
  レジデントノート取扱書店（小社ホームページをご覧ください）
- ● ホームページから または 小社へ直接お申し込み
  www.yodosha.co.jp/
  TEL 03-5282-1211（営業）　FAX 03-5282-1212

### ◆ 編集部より ◆

今春より入社しレジデントノートを担当することとなりました．本特集でとり上げた「肝機能検査」は私にとっても，レジデントノートとしても初めてのテーマです．研修医の先生方には「検査値」という一見ただの数字から患者さん自身も気づけない「異常」を見つけられるようになっていただきたいなと思い制作しました．未熟者ではございますが1冊1冊にこれから精一杯向き合っていきますので，どうぞよろしくお願いいたします．

（西條）

## レジデントノート

Vol. 20　No. 10　2018〔通巻266号〕
2018年10月1日発行　第20巻　第10号
ISBN978-4-7581-1614-5
定価　本体2,000円＋税（送料実費別途）
年間購読料
　24,000円＋税（通常号12冊，送料弊社負担）
　52,200円＋税（通常号12冊，増刊6冊，送料弊社負担）
郵便振替　00130-3-38674

© YODOSHA CO., LTD. 2018
Printed in Japan

| | |
|---|---|
| 発行人 | 一戸裕子 |
| 編集人 | 久本容子 |
| 副編集人 | 保坂早苗 |
| 編集スタッフ | 田中桃子，遠藤圭介，清水智子，伊藤　駿，西條早絢 |
| 広告営業・販売 | 菅野英昭，加藤　愛，中村恭平 |
| 発行所 | 株式会社　羊　土　社　〒101-0052　東京都千代田区神田小川町2-5-1　TEL 03（5282）1211／FAX 03（5282）1212　E-mail eigyo@yodosha.co.jp　URL　www.yodosha.co.jp/ |
| 印刷所 | 株式会社　平河工業社 |
| 広告申込 | 羊土社営業部までお問い合わせ下さい． |

本誌に掲載する著作物の複製権・上映権・譲渡権・公衆送信権（送信可能化権を含む）は（株）羊土社が保有します．

本誌を無断で複製する行為（コピー，スキャン，デジタルデータ化など）は，著作権法上での限られた例外（「私的使用のための複製」など）を除き禁じられています．研究活動，診療を含み業務上使用する目的で上記の行為を行うことは大学，病院，企業などにおける内部的な利用であっても，私的使用には該当せず，違法です．また私的使用のためであっても，代行業者等の第三者に依頼して上記の行為を行うことは違法となります．

JCOPY ＜（社）出版者著作権管理機構 委託出版物＞本誌の無断複写は著作権法上での例外を除き禁じられています．複写される場合は，そのつど事前に，（社）出版者著作権管理機構（TEL 03-3513-6969，FAX 03-3513-6979，e-mail：info@jcopy.or.jp）の許諾を得てください．

重要所見はシェーマでわかりやすく図解！

医学生・研修医のための
# 画像診断リファレンス

山下康行　熊本大学大学院生命科学研究部放射線診断学分野　教授

講義、国試、臨床研修で出会う疾患の画像を網羅した最強のリファレンスブックが遂に登場！　読影するうえで理解が欠かせない画像解剖も丁寧に解説。医学生や研修医のみならず、画像診断に関心を持つジェネラリストや診療放射線技師にも役立つ1冊。

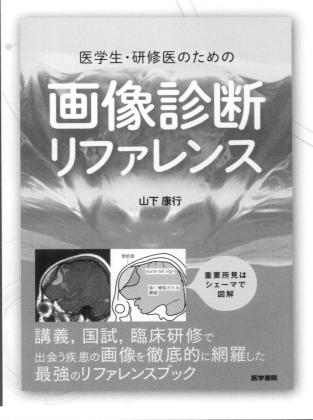

### 目次 Contents ▶▶▶

- 第1章　脳・脊髄
- 第2章　頭頸部
- 第3章　胸部
- 第4章　心血管
- 第5章　消化管
- 第6章　肝胆膵
- 第7章　泌尿器
- 第8章　女性
- 第9章　骨軟部

● B5　頁304　2018年
定価：本体4,200円+税
[ISBN978-4-260-02880-6]

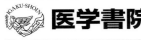
医学書院

〒113-8719　東京都文京区本郷1-28-23　［WEBサイト］http://www.igaku-shoin.co.jp
［販売・PR部］TEL：03-3817-5650　FAX：03-3815-7804　E-mail：sd@igaku-shoin.co.jp

# 新 小児薬用量
## 改訂第8版

東京大学医学部小児科教授
**岡 明**
慶應義塾大学薬学部元教授
**木津 純子**
編集

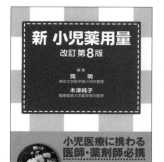

3年ごとに改訂される「小児薬用量」本の最新版．見やすい見開きの構成は旧版から引き継ぎつつ，今回の改訂では大幅にページ数を増加．舌下免疫療法薬を追加し，見返し付録に小児への薬の飲ませ方も掲載した．小児医療に関わる医師・薬剤師に使い込んでほしいポケットブックである．

□A6変型判　640頁
定価（本体3,200円＋税）
ISBN978-4-7878-2310-6

## ■目次

序
凡例
体重（kg），体表面積（m2），および用量
（成人量に対する%）の関係

1. 抗菌薬
2. 抗ウイルス薬
3. 抗真菌薬
4. 抗結核薬
5. 駆虫薬
6. 抗ヒスタミン薬
7. 鎮咳去痰薬
8. 解熱薬
9. 健胃消化薬
10. 止痢・整腸薬
11. 下剤・浣腸薬郎
12. 鎮吐薬
13. 消化性潰瘍薬
14. 肝胆膵疾患用薬
15. 気管支喘息治療薬
16. 抗アレルギー薬(1)
17. 抗アレルギー薬(2)
18. リウマチ・膠原病薬
19. 免疫抑制薬

20. 免疫グロブリン
21. 強心薬
22. 抗不整脈薬
23. 昇圧薬
24. 降圧薬
25. 血管拡張薬
26. 利尿薬
27. その他の心臓脈管薬
28. 呼吸促進薬
29. 救急蘇生薬
30. 抗血栓薬
31. 止血薬
32. 造血薬
33. 鎮静催眠薬
34. 抗てんかん薬
35. 自律神経薬
36. 中枢神経興奮薬・抗うつ薬など
37. 抗精神病薬・精神安定薬
38. 脳循環代謝改善薬・神経疾患治療薬
39. 鎮痛薬
40. 麻酔薬
41. 筋弛緩薬
42. ホルモン薬(1)（ペプチドホルモンなど）
43. ホルモン薬(2)（ステロイドホルモンなど）

44. 解毒薬・代謝系薬
45. 抗腫瘍薬
46. 新生児用薬
47. ビタミン
48. 輸液用電解質液（電解質補正薬を含む）
49. 内服用電解質薬
50. 高カロリー輸液
51. 腹膜透析液
52. 漢方薬
53. トローチなど口腔用薬
54. 坐剤
55. 耳鼻咽喉科用薬
56. 眼科用薬
57. 軟膏・クリーム・外用薬
58. 造影剤
59. 負荷試験用薬
60. 特殊ミルク
61. ワクチン

索引
小児のALS
年齢別体重平均値/小児への薬の飲ませ方
元素の周期表
緊急薬早見表

診断と治療社

〒100-0014　東京都千代田区永田町2-14-2山王グランドビル4F
電話 03(3580)2770　FAX 03(3580)2776
http://www.shindan.co.jp/
E-mail:eigyobu@shindan.co.jp

# 好評書のご案内

送料は実費にて申し受けます。

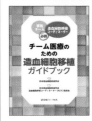

## チーム医療のための造血細胞移植ガイドブック
### －移植チーム・造血細胞移植コーディネーター必携－

日本造血細胞移植学会　監修
日本造血細胞移植学会
造血細胞移植コーディネーター（HCTC）委員会　編集

■ B5判　340頁
定価
（本体4,200円＋税）
送料実費

- 全世界で毎年3万人以上の患者に行われる造血細胞移植。チーム医療の実現に必要な内容を、読者の経験や関心に合わせてどこからでも読み進めることができる、必携の入門書！

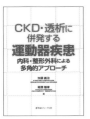

## CKD・透析に併発する運動器疾患
### ～内科・整形外科による多角的アプローチ～

前 東京女子医科大学整形外科主任教授／河野臨牀医学研究所附属第三北品川病院名誉院長　加藤　義治　編
大阪市立大学大学院医学研究科代謝内分泌病態内科学・腎臓病態内科学教授　稲葉　雅章

■ B5判　240頁
定価
（本体5,800円＋税）
送料実費

- CKD患者約1,330万人、透析患者32万人超。生命予後に影響する転倒・骨折に至る骨病変を見逃さないために！
- CKD-MBDの発症・進展メカニズムから、透析患者の骨折の特徴と手術手技まで、豊富な図表・写真でわかりやすく解説！
- 内科・整形外科が共有すべき知見を集約！ CKD・透析患者の治療にあたるすべての医療者に役立つ一冊！

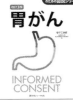

## インフォームドコンセントのための図説シリーズ
## 胃がん　改訂3版

兵庫医科大学集学的腫瘍外科特任教授　笹子　三津留　編

■ A4変型判　168頁
定価
（本体4,800円＋税）
送料実費

- 7年ぶりに改訂された日本胃癌学会の「胃癌取扱い規約」に基づく最新情報をとりこみ、図表や写真を交えてわかりやすく解説。
- 汎用治療から、新規抗がん薬を用いた薬物療法、治験まで、患者さんに選択肢を提供する内容も充実。
- とくに、手術や治療法、フォローアップは、患者さん目線でわかりやすい内容に！

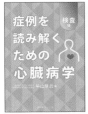

## 症例を読み解くための
## 心臓病学　検査編

日本大学医学部内科学系循環器内科学分野主任教授　平山　篤志　編

■ B5判　296頁
定価
（本体7,200円＋税）
送料実費

- 最新の病態の解明と治療法の進歩に加え、問診からはじまり五感を使った身体所見の取り方まで、一つ一つの症例に真摯に向き合う大切さを追及した編者渾身の三部作。その第一弾がついに刊行！

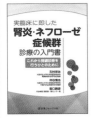

## 実臨床に即した腎炎・ネフローゼ症候群　診療の入門書
### ～これから腎臓診療をおこなうひとのために～

大阪市立大学大学院医学研究科腎臓病態内科学特任教授　石村　栄治
大阪市立大学大学院医学研究科代謝内分泌病態内科学講師　仲谷　慎也　著
住友病院副院長・腎センター長　阪口　勝彦

■ B6変型判　128頁
定価
（本体1,800円＋税）
送料実費

- 好評の初版から3年、腎臓内科分野の進歩を取り入れ、新規エビデンス、診療ガイドラインに基づきつつ、「最初の一手」、「次の一手」のサポートが心強い、研修医必携の1冊！
- 豊富な臨床経験に匹敵する、最善のアウトカムを目指す意思決定と実践に！
- 診療方針の組み立てに、すぐに取り出して確認できるポケットサイズが便利。

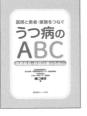

## 医師と患者・家族をつなぐ うつ病のABC
### ～早期発見・早期治療のために～

国立研究開発法人国立精神・神経医療研究センター名誉理事長
一般社団法人日本うつ病センター理事長　樋口　輝彦　編

■ B5判　148頁
定価
（本体3,400円＋税）
送料実費

- 早期発見・早期治療がカギとなる"うつ病"。日常診療において見逃されやすいこの疾患における現状と治療のポイント、家族・周囲が行うサポートについて幅広く解説！
- 基本的な情報から治療、再発防止やライフステージ別の特徴まで、うつ病に関して知っておきたい内容を、図表・イラストを用いて詳述。
- 早期発見・診断・治療をめざし、疾患に接する一般診療医と精神科医が連携を深めるための一助として、また、患者本人や家族、産業医などにも参考になる、役立つ一冊！

---

株式会社　医薬ジャーナル社
〒541-0047 大阪市中央区淡路町3丁目1番5号・淡路町ビル21　電話 06(6202)7280(代) FAX 06(6202)5295
〒101-0061 東京都千代田区神田三崎町2丁目7番6号・浅見ビル　電話 03(3265)7681(代) FAX 03(3265)8369
振替番号 00910-1-33353
http://www.iyaku-j.com/　書籍・雑誌バックナンバー検索，ご注文などはインターネットホームページからが便利です。

# 総合診療専門医
# ポートフォリオ実例集

監修　北海道家庭医療学センター
**草場 鉄周**

編集　東京大学大学院医学系研究科
医学教育国際研究センター 医学教育学部門
**孫　大輔**

- B5判　170頁
- 定価（本体3,500円＋税）
- 978-4-525-20791-5
- 2018年7月発行

## 専門医試験に必要なポートフォリオを全領域実例で収載！

総合診療専門医試験，家庭医療専門医試験での提出が見込まれるポートフォリオについて，対象となる詳細事例21領域，簡易事例10領域の「すべて」をファーマットに沿って実例で収載．各領域のポートフォリオを記述するときのポイント，症例の選び方，改善するポイントがわかる！
ポートフォリオを通して，プライマリ・ケアに必要なコンピテンシーを理解しよう！

詳しくはWebで

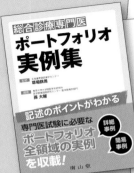

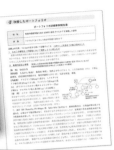

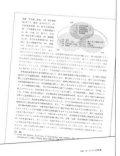

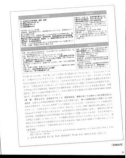

**南山堂**　〒113-0034　東京都文京区湯島4-1-11
TEL 03-5689-7855　FAX 03-5689-7857（営業）
URL http://www.nanzando.com
E-mail eigyo_bu@nanzando.com

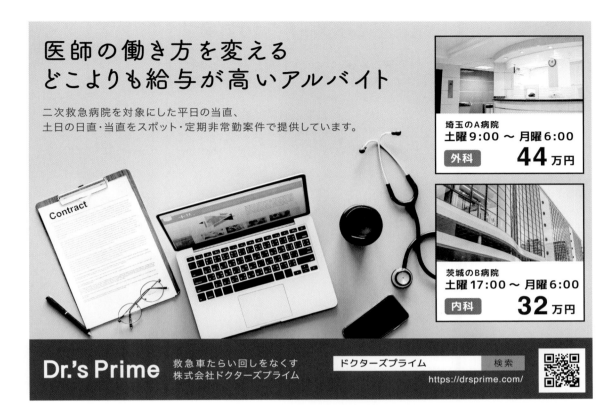

## Book Information

### 癌の画像診断、重要所見を見逃さない

全身まるごと！各科でよく診る癌の鑑別とステージングがわかる

著／堀田昌利

近刊

- 全身を1冊で網羅した，今までにない癌の画像診断入門書
- 解剖やリンパ節の解説もあるので，全ての医師にお勧め！

☐ 定価(本体 4,000円＋税) ☐ A5判 ☐ 約190頁 ☐ ISBN978-4-7581-1189-8

発行 羊土社

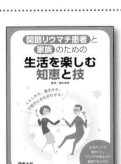

### 関節リウマチ患者と家族のための生活を楽しむ知恵と技

くらしかた、動きかた、介助のしかたがわかる！

監修／植木幸孝

- 動き方のポイントや環境の工夫など，快適に日常生活を過ごすためのポイントを解説
- 関節リウマチ患者さんのみならず介助が必要な患者さん全般に役立つ技が満載です

☐ 定価(本体 1,800円＋税) ☐ B5判 ☐ 136頁＋DVD ☐ SBN 978-4-7581-1830-9

発行 羊土社

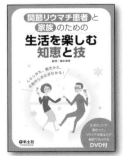

# レジデントノート　10月号

# 掲載広告　INDEX

## ■ 企業


（株）油井コンサルティング …………表2
アッヴィ合同会社…………………………表3
第一三共（株）……………………………表4
ギリアド・サイエンシズ（株）…… 1632
シスメックス（株）………………… 1688
あゆみ製薬（株）…………………… 1712
（株）リンクスタッフ ……………… 1758
医学書院………………………………後付1
診断と治療社…………………………後付2
医薬ジャーナル社……………………後付3
南山堂…………………………………後付4
（株）ドクターズプライム …………後付5


## ■ 病院


名瀬徳洲会病院……………………… 1610
宇治徳洲会病院……………………… 1612
栃木県立がんセンター……………… 1614
淀川キリスト教病院………………… 1619
静岡県立静岡がんセンター………… 1620
京都府立医科大学　麻酔科学教室… 1621
野崎徳洲会病院附属研究所………… 1628



**◆ 広告掲載のご案内 ◆** 「レジデントノート」を製品広告の掲載，研修医募集にご利用下さい！

お陰様で大変多くの研修医・医学生の方にご愛読いただいている小誌は，製品紹介，人材募集のための媒体としても好評をいただいております．

広告は，カラー・白黒・1/2ページ・1ページがございます．本誌前付・後付広告をご参照下さい．

なお，本誌に出稿していただくと，サービスとして小社のメール配信（メディカル ON-LINE）やホームページにも広告内容を掲載しますのでさらに効果的です！

詳しくは下記までお気軽にお問合せ下さい

■TEL　：03-5282-1211　■FAX　：03-5282-1212
■メール：ad-resi@yodosha.co.jp
■郵便　：〒101-0052 東京都千代田区神田小川町2-5-1
株式会社 羊土社 営業部担当：菅野（かんの）